JN060841

精神診療プラチナマニュアル

第3版

松崎朝樹 著

筑波大学医学医療系臨床医学域精神神経科 講師

メディカル・サイエンス・インターナショナル

Platinum Manual of Clinical Psychiatry
Third Edition
by Asaki Matsuzaki

ISBN 978-4-8157-3097-0

Printed and Bound in Japan

●序文

本書は，2018 年に初版，2020 年に第 2 版を出版し，今回改訂を重ねて第 3 版となった。

初版は『感染症プラチナマニュアル』に続いて企画され，臨床を強く意識した『感染症プラチナマニュアル』の性格を受け継ぎ，さまざまな精神障害に対して精神科で行われる診断や治療を簡潔かつ具体的に記載し，「わかりにくい」とされがちな精神科診療をわかりやすく解説することに努め記した 1 冊である。その結果，本書の初版・第 2 版ともに，短期間で精神科の臨床を学ぼうとする初期研修医から，精神科専門医への道を歩む精神科専攻医，すでに長い臨床経験を持つ精神科専門医，ときに精神障害をみる必要性に駆られることのある精神科以外の医師, さらには精神科に関わる看護師,薬剤師，臨床心理士/公認心理師，精神保健福祉士，精神医学を学ぶ医療系の学生など，幅広く多くの方々に活用されてきた。

第 2 版に続き，今回の改訂でも臨床実践のための本という性格はそのままに，新しく登場した薬物を取り扱うなど，最新の治療にも対応できる内容とした。また，初版から一貫して，精神科の臨床で扱われる頻度の高い統合失調症，うつ病，双極症，不安症などについて，診断と治療に必要な情報を簡潔にまとめながらも，より網羅的な内容となるよう努めた。精神科専門医でも診る機会が比較的少なかっただろう障害に臨床で出会った際にも，本書があればすぐ活用できるようになっているはずである。

今回は 2023 年に改訂された日本語版 DSM−5−TR™ に準拠した最新の用語の使用に努めると同時に，まだ臨床の現場で用いられている DSM−5 以前の語も一部残し，併記することで実用性を高めた。さらに，DSM にはない概念も扱うことで，本書を持つ者が，臨床の実践の場で幅広い視点から精神科の診療を理解できるようにした。

序文をここまで読んでいただいた方には申し訳ないが，本書の真の価値は序文ではなく本文にこそある。今回の改訂版を書くにあたっては，１ページ目から順番に読まずとも，あるいはその章を丸ごと読まずとも，必要なページを開けばそこからすぐに活用していただける本となるよう努めた。読者の皆様には，そのまま臨床に活かせるところから本文を読み進めていただきたい。

進化したこの１冊が皆様の本棚やポケットにあることで，さまざまな職種の方々がそれぞれの立場で精神医療をより良いものとする一助となることを，そして，それを通じて精神障害に苦しむ数多くの患者が救われることを心から願っている。

2024年2月
松崎 朝樹

●本書を読む前に

・本書では原則として，薬剤名のカナ表記は厚生労働省発表の「使用薬剤の薬価(薬価基準)」に従い記述し，薬剤の商品名には「®」を記した。
・薬剤は筆者が日常的に使用しており，世界的にも幅広く使われているものを示した。商品名についても，筆者が頻繁に利用しているものを示し，使用法・用量もその商品に即した。
・色付きのボックスには，患者の診断・治療に際しての「カルテの書き方」を示している。診断・治療の考え方を身につけるとともに，実臨床でカルテを記載する際の参考にしてほしい。

利益相反に関する注意事項：

2023 年度の利益相反についてお示しします。
講演料：大塚製薬株式会社，住友ファーマ株式会社，Meiji Seika ファルマ株式会社，ヤンセンファーマ株式会社などから講演料が支払われている。
原稿料：株式会社メディカル・サイエンス・インターナショナル，株式会社中外医学社，株式会社医学書院，株式会社KADOKAWA，エムスリーエデュケーション株式会社，株式会社ケアネットなどより原稿料などの支払いを受けている。
顧問，株保有・利益，特許使用料，受託研究，共同研究費，奨学寄附金，寄付講座所属，贈答品などの報酬：なし。

●目次

◆注　意

本書に記載した情報に関しては，正確を期し，一般臨床で広く受け入れられている方法を記載するよう注意を払った。しかしながら，著者ならびに出版社は，本書の情報を用いた結果生じたいかなる不都合に対しても責任を負うものではない。本書の内容の特定な状況への適用に関しての責任は，医師各自のうちにある。

著者ならびに出版社は，本書に記載した薬物の選択，用量については，出版時の最新の推奨，および臨床状況に基づいていることを確認するよう努力を払っている。しかし，医学は日進月歩で進んでおり，政府の規制は変わり，薬物療法や薬物反応に関する情報は常に変化している。読者は，薬物の使用にあたっては個々の薬物の添付文書を参照し，適応，用量，付加された注意・警告に関する変化を常に確認することを怠ってはならない。これは，推奨された薬物が新しいものであったり，汎用されるものではない場合に，特に重要である。

薬物の表記は，わが国で発売されているものは一般名・商品名ともにカタカナで記した。

精神診療が対象とする疾患・症状と治療薬

＊色字は治療薬，カッコ内の数字はページ番号。

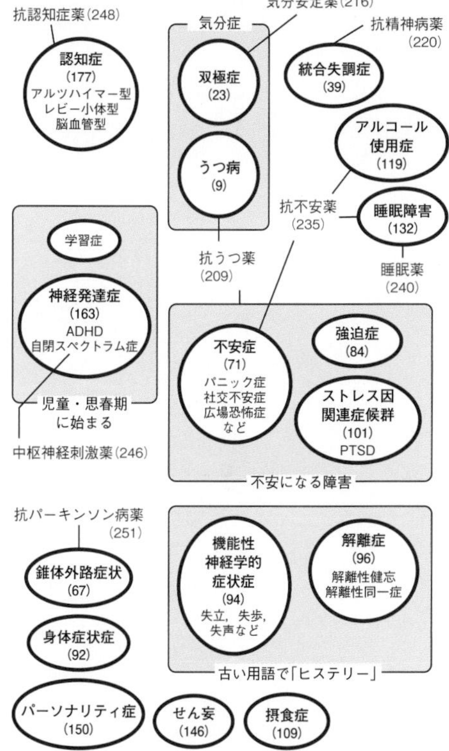

第1章　疾患・症状別の診断と治療各論

■落ち込む，またはハイになる「気分症」

◎概要

●人生の中で，気分が落ち込んだり，いつになく楽しく活動的にすごしたりする時期は当たり前に存在するものである。

●そのすべてを病気と扱うものではなく，**長引いて困っていたり強すぎて困っていたりするとき**，治療（特に薬物治療）の開始について本人と話し合うことになる。

◆ポイント

●主な気分症は**うつ病**と**双極症**である。

●過去や現在に**躁状態が存在していれば双極症の診断に迷いはないが**，躁状態については**語られなかったり自覚がなかったりすることが多い。**

●**人が落ち込むのをみてうつ病と決めつけてはならない。**

●抑うつ状態をみたときには**うつ病と双極症の両方の可能性を検討せよ。**

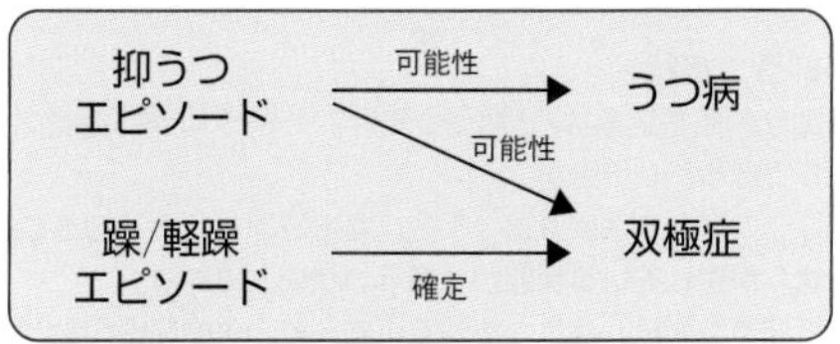

●**症状ではなく診断に合わせた薬物の選択が必要である。**

●うつ病と診断した際には**抗うつ薬**を少量から始めて十分量に漸増する。

1

●双極症と診断した際には**気分安定薬**を少量から試み，適切な量を継続する。

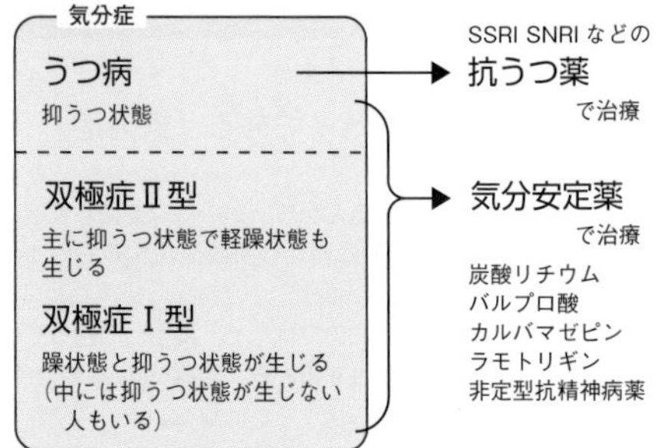

●軽度～中等度のうつ病であれば，精神科や心療内科を専門にしない医師でも治療を試みることに問題はない。

●重度のうつ病や，抗うつ薬治療で改善しないうつ病であれば，精神科や心療内科で治療が行われることが望ましい。

●軽度の双極症であれば精神科や心療内科を専門にしない医師でも気分安定薬による治療を試みることは可能だが，気分安定薬の使用には気を付けるべき点があり，精神科や心療内科で治療が行われることが望ましい。

◆抑うつ症状

●気分の落ち込みは，「抑うつ気分」という抑うつ症状の１つである。

●抑うつ気分や意欲減退，不眠，食欲減退などの**「抑うつ症状」が生じている状態が「抑うつ状態」**である。

●「抑うつ状態」はうつ病や双極症，統合失調感情症などで生じる。

●「抑うつ症状」には下記のようなものがある。

□テレビをみなくなった
→テレビをみても楽しくないから→「喜びの減退」
→そもそもテレビに興味をもてなくなった→「興味・関心の減退」
→テレビをみていても頭に入らない。ドラマをみてもストーリーが頭に入らない→「集中力の減退」
□文章を読んでいても目が文字を追うだけで頭に入らない→「集中力の減退」
□夕飯の献立が決まらない。優柔不断になった→「思考力の減退」
□気分が落ち込む。気持ちが晴れない。悲しい気持ちになる→「抑うつ気分」「悲哀」
□子どもやペットがただ煩わしく，かわいく思えなくなった→「喜びの喪失」「関心の喪失」
□気分が落ち込んで胃や胸などが重苦しくなったり胸苦しくなったり→「生気的抑うつ/生気的悲哀」
□そわそわして落ち着かない→「精神運動焦燥」
□何をするにも時間がかかり，動作が遅くなった。ぼーっと立ち尽くしてしまう→「精神運動制止/精神運動抑制」
□何をするにも億劫→「意欲減退」
□自分なんて生きていても意味がない→「自己の無価値感」（希死念慮の存在に注意）
□自分は周りに迷惑ばかりかけている→「罪責感」
□死んでしまいたい。消えてしまいたい→「希死念慮」
□自殺したい→希死念慮の中でも「自殺念慮」
□食欲がない。食べてはいるけど義務だと思って食べている→「食欲減退」
□甘い物など沢山食べてしまう→「過食」（「炭水化物飢餓」と呼ばれる）
□涙を流す→一般用語としての「流涙」であり，「抑うつ気分」の表れであることが多い。なお，これを「感情失禁」と呼ぶのを耳にすることがあるが，あまり正確ではない。本来の感情失禁とは，脳血管障害などの脳器質的な変化を背景にし，小さな刺激で過剰な感情があふれて抑えがきかないことを指す。

◆抑うつエピソード

● DSM-5-TR では，**うつ病や双極症の診断に足る抑うつ状態**が「抑うつエピソード(major depressive episode)」として定義される。定義は次のとおり。
下記の**5つ以上**で1か2を含み，**2週間は続く**もの。

1. 抑うつ気分
2. 興味・喜びの著しい減退
3. 食欲減退や体重減少(または食欲増加や過食)
4. 不眠(または過眠)
5. 精神運動焦燥または精神運動制止
6. 気力減退や疲労性
7. 自己の無価値感や罪責感
8. 思考力，集中力の減退，決断困難
9. 自殺念慮，死についての反復思考

●典型的には食欲減退や不眠が生じるが，「非定型」の特徴を伴う抑うつ状態では，過食や過眠が生じることがある。

◆ポイント

●**抑うつ状態をみてすぐ抗うつ薬の処方を始めてはならない。**

●抑うつエピソードが存在し，その原因となる物質(薬やアルコールなど)や身体疾患の影響がなければ「うつ病」「双極症(双極症Ⅰ型または双極症Ⅱ型)」「統合失調感情症」を検討する。

●**うつ病(または統合失調感情症の抑うつ型)であれば抗うつ薬**による治療が，**双極症(または統合失調感情症の双極型)であれば気分安定薬**による治療が行われる。

●その経過中に抑うつエピソードを満たしたことがない抑うつ状態であれば「持続性抑うつ症」「気分循環症」を検討

する。

◆抑うつ状態の評価尺度

●抑うつ状態の程度を下記の尺度を用いて数値化する。初診時や治療の過程で評価を繰り返す。

●自記式の評価尺度であれば，外来ごとに実施して経過を追うことが可能である。

面談に基づき医師が評価する尺度

□ MADRS（マドラス）（Montgomery Åsberg depression rating scale：モントゴメリー・アスベルグうつ病評価尺度）

□ HAM-D（ハムディー）または HDRS（Hamilton rating scale for depression：ハミルトンうつ病評価尺度）

・定められた質問項目につき面接で患者から症状を聴取し，医師が評価して抑うつ状態の重症度を点数化するもの。

・HAM-D は 1987 年に邦訳版が開発されて以来，現在に至るまで使用される定番の評価尺度である。バリエーションが複数あるが，17 項目は共通しており，迷ったときには 17 項目の合計点数 HAM-D-17 を使えば大きな間違いはない。

自記式評価尺度

□ QIDS（クイズ）（quick inventory of depressive symptomatology：簡易抑うつ症状尺度）

□ PHQ-9（patient health questionnaire：こころとからだの質問票）

□ BDI（Beck depression inventory：ベック抑うつ質問票）

・いずれも質問紙を患者自身に渡して記載させる評価尺度である。

・医療者にとって負担少なく実施できる点で有用である。

・PHQ-9 と QIDS はインターネットで入手可能。

・PHQ-9 の項目は DSM-5-TR の抑うつエピソードの基準にある 9 つの症状に対応しており，診断の助けになるだろう。

・QIDS は経過を追うのに有用である。単に合計点を出

1

すだけのものではないことに注意。
・BDIは1976年に邦訳版が開発されて以来，現在に至るまで使用される定番の評価尺度である。

◆躁／軽躁症状

●躁/軽躁症状は，双極症（双極症Ⅰ型または双極症Ⅱ型）の経過中に生じる。

●躁/軽躁症状には下記のようなものがある。

□気分が高まる。ハイテンション→「高揚気分」
□些細なことで怒ってしまう→「易怒性（いど）」
□普段よりも口数が増える→「多弁」
□見るもの聞くものが次々と頭に入り，次々と思い浮かぶ観念も多く，意図する思考に集中できずに考えがまとまらない→「観念奔逸」
□行動せずにいられない→「行為心迫」
□話さずにはいられない→「談話心迫」
□注意が簡単にそれてしまう→「注意散漫」
□仕事などの社会的な活動の増加→「多動」，「目標指向性の増多」
□目的がない行動の増加→「多動」，「精神運動焦燥」

◆躁／軽躁エピソード

●DSM-5-TRでは，双極症の診断に足る躁状態と軽躁状態がそれぞれ「躁エピソード（manic episode）」「軽躁エピソード（hypomanic episode）」として定義される。定義は次のとおり。

●下記を満たす状態が4～6日間持続した→**「軽躁エピソード」**

●下記を満たす状態が「7日間持続した」「仕事や家庭，社会的に著しい問題が生じ入院の必要性が生じた」「妄想を伴った」のいずれか→**「躁エピソード」**

A)高揚気分，開放的な気分，易怒性のいずれかがあり，目標指向性の活動の異常な増多がある。
B)気分が障害され，活動または活力が亢進した期間中，以下の症状のうち3つ(基準Aが易怒性のみの場合は4つ)以上がある。
1. 自尊心の肥大，誇大
2. 睡眠欲求の減少
3. 多弁，談話心迫
4. 観念奔逸，頭の中でいくつもの考えがせめぎ合う感覚
5. 注意散漫
6. 目標指向性の活動の増加または精神運動焦燥
7. 困った結果につながりうる活動への熱中(例：多額の買い物，不特定の相手との性交渉，危険な投資，賭け事)

●躁/軽躁エピソードが存在し，その原因となる物質(薬やアルコールなど)や身体疾患の影響がなければ「双極症(双極症Ⅰ型または双極症Ⅱ型)，または，統合失調感情症の双極型」のいずれかであり，気分安定薬による治療の対象となる。

◆躁状態の評価尺度

●躁状態の程度を数値化するには，YMRS(ワイマース)(Young mania rating scale：ヤング躁病評価尺度日本語版)を用いる。
・診察などで得た情報に基づき医師が評価して躁状態の重症度を点数化するもの。
●躁状態にある患者は自らにつき適切に評価できないことから，自記式の評価尺度は存在しない。

◎気分症の診断

●気分症の主な障害は**うつ病**と**双極症**である。
●基本的な考え方は「抑うつ状態だけ＝うつ病」，「躁状態と抑うつ状態(または躁状態だけ)＝双極症」である。
●ただし，実際には(特に軽い)躁状態については語られな

かったり自覚がなかったりすることが多い。

- **人が落ち込むのをみてうつ病と決めつけてはならない。**
- よって，過去に躁状態の経験があれば双極症の診断に迷いはないが，**抑うつ状態をみたときにはうつ病と双極症の両方の可能性を検討せよ。**

◎うつ病の診断

- 抑うつエピソードを満たす抑うつ状態が生じ，その原因となる物質（薬やアルコールなど）や身体疾患の影響がなく，躁状態の経験がないものである。

◇身体的原因の可能性を鑑別する

- □甲状腺機能低下：内科的な異常がない潜在的な甲状腺機能低下でも抑うつ状態の原因になりうる。T_4 の低値はもちろん，T_3 の軽度低下や TSH 高値であっても，レボチロキシン（チラーヂン®S）によるホルモン補充が望ましい。
- □鉄欠乏：内科的な異常とされないレベルでも抑うつの原因となりうるため，鉄剤の補充が望ましい。
- □ビタミン欠乏：ビタミン B_1，B_6，B_{12} などの確認が望ましく，軽度の低下であってもビタミンの補充が望ましい。
- □睡眠時無呼吸症候群：存在すればその治療が望ましい。
- □薬剤性：ステロイドなどの原因となりうる薬剤について検討すべきである。

上記を除外した上で，うつ病のアセスメントを行う。

✍アセスメント

（5つ以上の抑うつ状態をそれぞれ記載）が，物質や身体疾患によらず2週間以上の期間生じる抑うつエピソードが存在し，過去に躁/軽躁エピソードは認められず，うつ病と診断する。

●うつ病と診断したら，下記の事項について診断を加えて記載する。

◇まずはじめに……

抑うつエピソードの回数を特定する。
□単一エピソード：これまでに抑うつエピソードを1回しか経験していない(または，一時的に軽快する時期があっても2ヶ月以内に再燃)。
□反復エピソード：これまでに複数回，抑うつエピソードを経験している。

◇次に……

直近の抑うつエピソードにつき重症度を特定する。
□軽度：基準を満たす症状が5〜6個ほどで臨床的に軽度。
□中等度：軽度と重度の中間。
□重度：基準を満たす症状が8〜9個ほどで，症状が強く，著しい問題が生じている。

◇さらに……

幻覚や妄想といった精神症症状を伴っていれば特定する。
□気分に一致する精神症性の特徴を伴う：微小妄想だけ
□気分に一致しない精神症性の特徴を伴う：微小妄想以外の妄想も伴う

◇そして……

改善して基準を満たさなくなっていれば特定する。
□部分寛解：基準にある抑うつ症状は残っているが4つ以下。または抑うつ症状がなくなって2ヶ月未満。
□完全寛解：抑うつ症状がなくなって2ヶ月が経っている。

1

◇最後に，下記のなかから該当するものを連ねて記載する〔それぞれの詳細については後述の「気分症につけられる特定用語」(p.31)を参照〕。

□不安性の苦痛を伴う
□混合性の特徴を伴う
□メランコリアの特徴を伴う
□非定型の特徴を伴う
□カタトニアを伴う
□周産期発症
□季節性のパターンを伴う

◇うつ病の診断記載法

・前述の診断から「うつ病，(単一/反復)エピソード，(軽度/中等度/重度)，〔精神症性の特徴を伴う/(なし)〕，〔部分寛解/完全寛解/(なし)〕，〔メランコリアの特徴を伴う/非定型の特徴を伴う/不安性の特徴を伴う/気分に一致する精神症性の特徴を伴う，など〕」と記載する

✍アセスメント
記載例)
うつ病，反復エピソード，重度，気分に一致する精神症性の特徴を伴う，メランコリアの特徴を伴う

◎うつ病の治療

●十分な休息をとらせ，支持的かつ受容的な精神療法を続け，可能であれば認知行動療法の導入を検討する。

●特に中等度以上であれば，新規抗うつ薬(SSRI や SNRI など)から1つを選択し，これを少量から開始して十分量まで漸増する。

✍プラン
新規抗うつ薬を少量から開始し，十分量まで漸増して治療

効果や副作用の有無を観察する。QIDS や MADRS による評価を繰り返し，抑うつ状態の推移を把握する。

処方例） 下記のいずれか。

□ボルチオキセチン（トリンテリックス®）1 日量 10 mg を分 1 で開始し，効果と忍容性をみて 10〜20 mg 分 1 を継続する。

□エスシタロプラム（レクサプロ®）1 日量 10 mg を分 1 から開始し，効果と忍容性をみて増量を検討し，10〜20 mg 分 1 を継続する。

□ベンラファキシン（イフェクサー®）1 日量 37.5 mg を分 1 食後で開始し，1 週間以上あけて 1 日量 75 mg を分 1 食後に増量し，効果と忍容性をみて 75 mg ずつの漸増を検討し，75〜225 mg 分 1 食後を継続する。

□デュロキセチン（サインバルタ®）1 日量 20 mg を分 1 朝食後で開始し，1 週間以上あけて 40 mg に増量し，効果と忍容性をみて 1 日量 40〜60 mg を分 1 朝食後を継続する。

□ミルタザピン（リフレックス®，レメロン®）1 日量 15 mg を分 1 眠前で開始し，効果と忍容性をみて 15mg ずつの漸増を検討し，1 日量 15〜45 mg を分 1 眠前を継続する。

□セルトラリン（ジェイゾロフト®）1 日量 25 mg 分 1 から開始し，25 mg ずつ漸増し，1 日量 100 mg を分 1 まで試みる。

使用中，QT 延長の有無を確認すべく心電図を繰り返し，（特に高齢者では）低ナトリウム血症などの身体的問題の有無を確認すべく血液検査を繰り返す。

◆ポイント

●新規抗うつ薬の中で，どれが最優先ということも，どれが間違いということもない。少量から開始し，十分量まで漸増して用いる。

●うつ病の治療にあたり，**目標は「我慢できる程度に症状を軽くする」ではなく「寛解を得る」**であり，**いくらか改善**

1

したところで中途半端な量で済ませようとしてはならない。

◎副作用について

- 開始(や増量)の初期に嘔気や下痢などの消化器症状が生じることがあるが，多くは一時的である。
- 消化器症状が続くときや，その出現を予防したいときにはモサプリド(ガスモチン®)を１週間ほど併用するのも手である。
- 抗うつ薬の使用時，特に三環系・四環系やエスシタロプラムでは，QT 延長が生じることがあり，QT が 450 ミリ秒を超えないよう気をつけ，延長(やその傾向)があれば減量や中止を検討する。
- 低ナトリウム血症が生じるようであれば，SNRI や NaSSA への変更，場合によっては抗うつ薬の中止を検討せざるをえない。
- 抗うつ薬を開始した後，不安，焦燥，パニック発作，不眠，易刺激性，敵意，衝動性，アカシジア，軽躁/躁状態が生じることがあり，これはアクティベーション症候群/賦活症候群(activation syndrome)と呼ばれる。これらが生じた際には，対応として主にその抗うつ薬の中止が考えられ，双極性の存在をより強く疑い，治療方針を見直す必要がある。

◎うつ病に伴う不安と薬物治療

- うつ病は不安を伴うことが多いが，不安症の多くが抗うつ薬で治療されるように，うつ病に伴う不安も抗うつ薬による治療の対象である。
- 実際の臨床では抗不安薬が併用されている患者は少なくないが，**抗不安薬の併用が有利なのは治療開始後の１ヶ月間だけ**であり，**抗不安薬の依存が生じやすく**推奨できない。
- 併用するとしても，半減期が長い抗不安薬を短期間に限り使用するか，頓用に限ることが望ましい。

✍ **プラン**

必要に応じて抗不安薬を併用するが，依存のリスクを避けるべく過量の使用や常用に注意する。4 週間を目途に減量して中止する。

処方例）下記のいずれか。

□ロフラゼプ酸エチル(メイラックス®)1～2 mg を分 1 で併用し，数週後に漸減し中止を試みる。

□アルプラゾラム(ソラナックス®，コンスタン®)0.4～0.8 mg 不安時頓用。

□ロラゼパム(ワイパックス®)0.5～1 mg 不安時頓用。

頓用が実質的な常用にならないよう注意する。

◆最初の抗うつ薬で改善しないとき

●新規抗うつ薬の中から別の抗うつ薬を選択し，その薬物を少量で開始して十分量まで漸増しつつ，それまでの抗うつ薬を漸減して中止する。

●**抗うつ薬は，2 剤併用が単剤よりも有効とはいえず，併用せず適切に切り替えることが望ましい。**抗うつ薬を 3 剤以上併用すれば診療報酬の減算の対象となる。

◆抗うつ薬で十分に改善しないとき

● 2～3 剤の新規抗うつ薬を使用して改善が得られないときに以下の方法を検討する。

□三環系(または四環系)抗うつ薬への変更
□少量の非定型抗精神病薬の補助療法
□炭酸リチウムの補助療法
□レボチロキシン(甲状腺末)の補助療法
□電気けいれん療法

◆ポイント

●そもそも適切に服薬できていないことも少なくなく，服薬状況を確認する必要がある。

◎三環系(または四環系)抗うつ薬への変更

●三環系抗うつ薬を少量で開始して漸増すると同時に，新規抗うつ薬を漸減し中止する。

●新規抗うつ薬よりも抗コリン作用による口渇や便秘などの副作用が生じやすく，注意を要する。

●新規抗うつ薬よりも QT 延長リスクが高く，その使用前と使用後に心電図検査を実施する。

●過量服薬時の致死性が上がることには注意を要する。

◎少量の非定型抗精神病薬の補助療法

●抗うつ薬による治療への，補助療法として抗精神病薬を少量用いる。その際，錐体外路症状を主とした副作用の出現には注意を要する。

●量を増やす意義は乏しく，少量でとどめる。

> **処方例)** 下記のいずれか。
> □アリピプラゾール(エビリファイ®)3 mg を分 1。
> □ブレクスピプラゾール(レキサルティ®)1 mg を分 1。
> □オランザピン(ジプレキサ®)5 mg を分 1 眠前。

◎炭酸リチウムの補助療法

●抗うつ薬による治療への，補助療法として炭酸リチウムを用いる。その際，副作用の出現には注意を要する。

◎レボチロキシン(甲状腺末)の補助療法

●抗うつ薬による治療への，補助療法としてレボチロキシンを用いる。甲状腺機能が低下しているときには特に，甲状腺機能が正常範囲内でも fT3 が低め，または TSH が高めのときには効果が得られる可能性がある。

> **処方例)**
> □レボチロキシン(チラーヂン®S)1 日量 12.5〜25 μg 分 1 朝を試み，効果と忍容性をみて増量を検討する。

◎電気けいれん療法

●薬物治療が十分に奏効しないとき，または希死念慮や拒食などを伴い状態が切迫しているとき，その施設で可能であれば電気けいれん療法の導入を検討する。
●できるだけ本人(と家族等)に説明し，同意書を得ておく。
●早期に炭酸リチウムを中止しておき，ベンゾジアゼピン系の薬物(抗不安薬や睡眠薬)は漸減し，できれば中止しておく。
●週 2〜3 回のペースで計 6〜12 回の実施を計画する。
●詳細は第 3 章の「電気けいれん療法」(p.257)を参照。

◎睡眠時無呼吸症候群の併存

●睡眠時無呼吸症候群(sleep apnea syndrome：SAS(サス))は睡眠の断片化，睡眠維持の困難，繰り返される低酸素，徐波睡眠の減少など複数の要因から抑うつ状態を伴うことが多い。SAS に伴う抑うつ状態は，抗うつ薬で難治のことが多く，持続陽圧呼吸療法(continuous positive airway pressure：CPAP(シーパップ))などで SAS を治療することにより改善しうる。
●肥満体型，夜間のイビキ，日中の眠気などがあるときには特に SAS の存在を疑うべきだが，肥満でなくても生じることがあり，特に単身生活などで本人の睡眠状況を観察する者がいないときには見落とされやすく，注意が必要である。疑われたときには専門外来の受診を提案すべきであろう。
●「睡眠時無呼吸症候群」(p.140)も参照。

◎うつ病が十分に改善したら

●うつ病における抗うつ薬による治療には**急性期治療，継続期治療，維持期治療**の 3 つがある。
●症状が軽快するまでの治療が「急性期治療」である。抑うつ症状を残さず改善した状態である**「寛解」が得られてすぐの抗うつ薬の減量や中止は再燃する可能性が非常に高く**，同量の抗うつ薬による**半年間〜1 年間の**「継続期治療」が必要である。
●その後，単一エピソードであれば薬物治療を終える可能性につき本人と話し合う。

- 終える際には，継続期治療の後に抗うつ薬を漸減して中止を試みる。
- 再燃したら，抗うつ薬をもとの量に漸増して維持期治療に移行する。
- 反復エピソードであれば，継続期治療の後，そのまま同量の抗うつ薬を続ける「維持期治療」に移行する。
- 単一エピソードでも，本人が希望する場合や，それが望ましいと考えられる場合には維持期治療に入る。

◎うつ病の維持期

●抗うつ薬（と少量の非定型抗精神病薬などの補助薬）を継続し，アドヒアランスにつき繰り返し確認する。

●（ミルタザピンやパロキセチンは特に）肥満傾向に注意して経過をみる。

●血液検査を繰り返す。ミルタザピンやパロキセチンは特に血糖や脂質，高齢者は特に低ナトリウムに注意する。

●抗うつ薬による QT 延長に注意し，年に 1 回以上，薬物の変更があるときには適宜，心電図で QT 間隔を確認する。

●うつ病は不安を伴いやすく，ベンゾジアゼピン系の抗不安薬が併用されていることがある。

- 処方された直後には不安を減らす効果があっただろうが，**ベンゾジアゼピンの長期的な継続には意味はない**。開始時に効果があったことと長期的に効果があることは別である。
- ベンゾジアゼピンの急な減量や中止は反跳性の増悪を招きかねず避けるべきであり，わずかずつ漸減を試み，中止を検討せよ。

◎再発を繰り返すうつ病

●抗うつ薬による維持治療を続けていてもうつ病が再発を繰り返すときには以下の可能性を考え，診断と治療方針について見直す。

□十分な薬物治療ができていない可能性(処方量の不足やアドヒアランス不良など)
□そのうつ病が難治に準じる状態である可能性
□強いストレスなどの環境の問題が存在している可能性
□双極症が見逃されている可能性

◎精神症性の気分症(妄想性うつ病など)

●うつ病に妄想(や幻覚)を伴うものは一般的に「精神症性うつ病」「妄想性うつ病」(DSM-5-TR では「うつ病，精神症性の特徴を伴うもの」)と呼ばれる。

●それを気分症によるものだと解釈して気分症だけを治療しても，あるいは幻覚や妄想といった精神症症状による気分変動だと解釈して抗精神病薬だけで治療しても，いい結果は得られがたい。

●うつ病であれば抗うつ薬，双極症であれば気分安定薬により気分症を治療すると同時に，精神症症状に対して抗精神病薬による治療を行う。

●**うつ病の治療過程で妄想が生じたのをみた際には，双極症の可能性をより強く疑う必要がある。**年齢や認知機能によってはレビー小体型認知症の可能性も疑うこと。

✍ プラン

気分症の治療と並行し，抗精神病薬を併用する。

処方例) 下記のいずれか。

□アリピプラゾール(エビリファイ®)1 日量 6〜12 mg を分 1〜2 で開始し，効果と忍容性をみて 1 日量 6〜30 mg を分 1〜2 で継続する。
□ブレクスピプラゾール(レキサルティ®)1 日量 1 mg を分 1 で開始し，忍容性をみて 2 mg を分 1 で継続する。
□リスペリドン(リスパダール®)1 日量 1 mg を分 1〜1 日量 2 mg 分 2 で開始し，効果と忍容性をみて 1〜6 mg を継続する。

1

◎双極性うつ病の疑い

●いわゆる通常のうつ病は単極性うつ病とも呼ばれる。経過の上ではうつ病でも本質的に双極症であることがあり，これは**双極性うつ病**と呼ばれる。

●双極症は，一般的に躁/軽躁状態よりも抑うつ状態ですごす時間のほうがずっと長く，躁状態(特に軽躁状態)は過去にあっても自覚がなかったり語られなかったりすることが多い。そもそも躁/軽躁状態をまだ経験したことのない双極症もありうる。

◆ポイント

●うつ病を抗うつ薬で治療していて改善が得られないときや，抗うつ薬で治療効果が得られていたはずが再び抑うつ状態が生じたときには双極性うつ病を疑う。

●その他，下記があれば双極性うつ病の可能性をより強く疑うこと。

- □ 25 歳以前に抑うつ状態を経験している。
- □希死念慮が強い。自殺企図歴がある。
- □妄想が生じたことがある。
- □精神運動制止や精神運動焦燥が強い。
- □周産期発症である。
- □抑うつ状態を３回以上繰り返している。または１年に２回以上繰り返している。
- □抗うつ薬が一度は効いたが, その後に効果が失われた。
- □抗うつ薬使用中に躁症状が出現した。
- □双極症の家族歴，または，家族に上記の特徴を伴う気分症の既往がある。

●双極性うつ病であれば，双極症の抑うつ状態として治療を試みる。

◎持続性抑うつ症

●持続性抑うつ症(persistent depressive disorder)は２年以上, 抑うつ状態が続くものである。長期的に続く「うつ病」

に併記されることもある。定義は次のとおり。

2 年以上，抑うつ気分と下記のうち 2 つ以上が，半分以上の日に存在。
□食欲減退か過食
□不眠か過眠
□気力低下か疲労
□自尊心の低下
□集中力低下か決断困難
□絶望感

●持続性抑うつ症と診断したら，下記の事項について診断を加えて記載する。

◇まずはじめに……

発症の時期を特定する。
□ 21 歳未満の発症である→「早発性」
□ 21 歳以降の発症である→「晩発性」

◇次に……

その経過について特定する。
□抑うつエピソード未満で下記の基準を満たす抑うつ状態がその 2 年間続いた→「純型気分変調症候群を伴う」
□その経過で抑うつエピソードがその 2 年間続いていた→「持続性抑うつエピソードを伴う」
□その 2 年間は抑うつエピソード未満で下記の基準を満たす抑うつ状態が持続し，その途中で抑うつエピソードを満たす期間があった→「間欠性抑うつエピソードを伴う」
・そのとき抑うつエピソードがあれば「現在エピソードあり」であり，なければ「現在エピソードなし」を続

1

けて記載する。

◇そして……

直近の抑うつエピソードにつき重症度を特定する。

□軽度:基準を満たす症状が2〜3個だけで,症状は軽く,生じている問題は軽度である。

□中等度:軽度と重度の中間

□重度:基準を満たす症状が5〜6個ほどで,症状が強く,著しい問題が生じている。

◇持続性抑うつ症の診断記載法

・前述の診断から「持続性抑うつ症,(早発性/晩発性),(経過を示す用語),(軽度/中等度/重度)」と記載する。記載例は次の「アセスメント」を参照。

✍アセスメント

記載例)

持続性抑うつ症,晩発性,間欠性抑うつエピソードを伴う,現在エピソードあり,中等度

●うつ病が存在していれば,合併症として併記する。

●治療としては,精神療法(またはカウンセリング)や薬物療法を行う。

●薬物療法を行う場合,うつ病(やそれに準じるもの)が背景に想定されれば抗うつ薬を,双極症(やそれに準じるもの)が背景に想定されれば気分安定薬を試みることを検討する。

◆適応反応症(適応障害)

●何らかのストレス因に伴い抑うつ状態が生じているのであれば,適応反応症(adjustment disorder)の診断を検討する。

●うつ病や双極症の基準を満たすときにはそれらの診断を優先する。詳細は「ストレス因関連症候群」(p.101)を参照。

1

◆他の特定の抑うつ症

●抑うつ状態に苦心しながら，うつ病を始めとした他の障害に該当しないとき，「他の特定の抑うつ症(other specified depressive disorders)の診断名を用いる。

◆気分症，特定不能

●双極とも抑うつ(単極)ともまだ言えずにいる気分症には「気分症，特定不能」を用いる。

◎双極症の診断

●躁状態が経過中に存在していれば双極症(bipolar disorder)である。

●**躁エピソードの経験があれば双極症Ⅰ型**(bipolar I disorder)であり，**軽躁エピソードと抑うつエピソードの両方の経験があれば双極症Ⅱ型**(bipolar II disorder)である。

●双極症と診断したら，下記の事項について診断を加えて記載する。

> **✍アセスメント**
>
> **(双極症 I 型)**
>
> 経過中に〔p.9 にあげた基準 A の 1 つと，基準 B の 3 つ(または 4 つ)以上の躁状態を記載〕が，物質や身体疾患によらず 7 日間以上生じる躁エピソードが存在しており双極症 I 型と診断する。
>
> **(双極症 II 型)**
>
> 経過中，物質や身体疾患によらず，〔基準 A の 1 つと，基準 B の 3 つ(または 4 つ)以上の躁状態を記載〕が 4 日間以上生じる軽躁エピソードと，〔5 つ以上の抑うつ状態を記載〕が 2 週間以上生じる抑うつエピソードが存在しており，これまでに躁エピソードは存在せず，双極症 II 型と診断する。

◇直近のエピソードが抑うつエピソードであれば……

抑うつエピソードの重症度を特定する。
□軽度：基準を満たす症状が 5～6 個ほどで臨床的に軽度。
□中等度：軽度と重度の中間。
□重度：基準を満たす症状が 8～9 個ほどで, 症状が強く, 著しい問題が生じている。

◇直近のエピソードが躁エピソードであれば……

躁エピソードの重症度を特定する。
□軽度：基準 B を満たす症状が 3～4 個だけで, 症状は軽く, 生じている問題は軽度である。
□中等度：軽度と重度の中間。
□重度：基準 B を満たす症状が 6～7 個ほど, 症状が強く, 著しい問題が生じている。

◇次に……

幻覚・妄想といった精神症症状を伴っていれば特定する。
□気分に一致する精神症性の特徴を伴う：
・抑うつ状態の場合→微小妄想だけ
・躁状態の場合→誇大妄想だけ
□気分に一致しない精神症性の特徴を伴う：気分に一致する妄想以外の妄想が存在

◇そして……

改善して基準を満たさなくなっていれば特定する。
□部分寛解：抑うつエピソードや躁/軽躁エピソードにある症状が残っているが, 基準は満たさない。または, それらの症状がなくなって 2 ヶ月未満。
□完全寛解：症状がなくなって 2 ヶ月が経っている。

◇最後に，下記のなかから該当するものを連ねて記載する〔それぞれの詳細については後述の「気分症につけられる特定用語」（p.31）を参照〕。

□不安性の苦痛を伴う
□混合性の特徴を伴う
□急速交代型
□メランコリアの特徴を伴う
□非定型の特徴を伴う
□カタトニアを伴う
□周産期発症
□季節性のパターンを伴う

◇双極症の診断記載法

・前述の診断から「双極症（Ⅰ/Ⅱ）型，（現在/直近）のエピソード（抑うつ/軽躁/躁），（重症度），気分に一致する/一致しない精神症性の特徴を伴う/（なし）」，〔部分寛解/完全寛解/（なし）〕」と記載する。

✍アセスメント

記載例）

双極症Ⅱ型，現在のエピソード抑うつ，中等度，一致しない精神症性の特徴を伴う，急速交代型，メランコリアの特徴を伴う。

◎双極症の治療

●抑うつ状態でも躁状態でも平常状態でも，気分安定薬による治療を行う。

●気分安定薬それぞれに特徴があり，患者に適した薬物を選択する。

●薬物治療に加え，朝に起きて十分な照度の光を浴び，夜更かしせず，夜にテレビやパソコン，スマートフォンを使いすぎないよう，生活リズムを保つように指導する。

1

◎躁状態の治療

＊それぞれの薬物に関する詳細は「気分安定薬」(p.216)を参照。

✍ **プラン**

気分安定薬(薬物名)と非定型抗精神病薬(薬物名)の片方または両方を開始し，躁状態の推移を観察する。効果があり忍容性に問題がなければ維持治療する。重症または効果不十分であれば複数の薬剤の併用を検討する。

処方例) 下記のいずれか。

□炭酸リチウム(リーマス®)1 日量 400 mg を分 2 で開始，血中濃度を確認しながら量を調整して 1 日量 200〜1,200 mg を分 1 で維持する。数ヶ月ごとや増量時に血中濃度を測定し，中毒に注意する。腎障害，てんかん等の脳波異常，食塩制限患者，重症の心疾患，妊婦には禁忌。

□バルプロ酸ナトリウム(デパケン®，セレニカ®)1 日量 400〜600 mg を分 2 で開始し，血中濃度を確認して 1 日量 400〜1,200 mg を分 1〜2 で維持する。高アンモニア血症に注意する。

□アリピプラゾール(エビリファイ®)1 日量 24 mg 分 1 で開始し，12〜24 mg で維持する。

上記薬剤以外に，適応外だがクエチアピン，アセナピン，リスペリドン，パリペリドンも候補に挙がる。

精神運動興奮が著しい場合には，頓用薬の追加を検討する。

処方例) 下記のいずれか。

□クエチアピン(セロクエル®)25〜50 mg 分 1 不穏時頓用

□オランザピン(ジプレキサ®)5〜10 mg 分 1 不穏時頓用

精神運動興奮が著しく，経口薬の服用が困難なとき，または，早く効果を得たいときには注射剤を用いる。

処方例) 下記のいずれか。

□オランザピン(ジプレキサ® 筋注用)1 日量 10 mg を 2.1 mL の注射用水で溶解して筋肉注射する。効果不十分な場合には 2 時間以上あけて 10 mg 追加投与する。長期的な使用は避け，続けても 3 日間までとする。

□ハロペリドール(セレネース®)5 mg の筋肉注射，点滴静脈注射または静脈注射

◆ポイント

●躁状態につき YMRS による評価を繰り返し，状態の推移を把握するとなおいいだろう。

●精神運動興奮が強かったり多動で日常生活や社会生活に支障が生じたりするほどの躁状態であれば入院が必要となる。しばしば隔離が必要となり，その際には 18 時頃から 8 時頃まで消灯したほうが比較的早くに改善するかもしれない。

◎鎮静について

●その場で鎮静する必要があるときには，ベンゾジアゼピンの静脈注射(ミダゾラムやフルニトラゼパム，ジアゼパムなど)が用いられる。

●急ぐ状況ではあるが，鎮静に至る最低量で済ますよう静脈注射は非常に緩徐に行う(遅すぎても速すぎだけは避けよ)。

●しばしば呼吸抑制が生じるため，注射を準備すると同時に，バッグバルブマスク(アンビューバッグ®)とパルスオキシメータ，ベンゾジアゼピンの拮抗薬であるフルマゼニル(アネキセート®)を準備する。

処方例) 下記のいずれか。

□ジアゼパム(セルシン®)5 mg 1A を希釈せず緩徐に静脈注射。

□フルニトラゼパム(サイレース®)2 mg 1A を生理食塩水で希釈し 10 mL として緩徐に静脈注射，または，フルニトラゼパム 2 mg 1A＋生理食塩水 100 mL を点滴静注。

□ミダゾラム(ドルミカム®)10 mg 1A を生理食塩水 10 mL で希釈して静注，またはミダゾラム 10 mg 1A＋生理食塩水 100 mL を点滴静注。

1

◎双極症の抑うつ状態の治療

●気分安定薬や非定型抗精神病薬で治療する。

●中でもルラシドン，クエチアピン，ラモトリギンは抑うつに対して効果が比較的高い。ただ，ラモトリギンは時間をかけて増量する必要があり**急性期の治療には向かない。**

＊それぞれの薬物に関する詳細は「気分安定薬」(p.216)を参照。

✍ プラン

(薬物名)を少量から開始して治療量に漸増して継続し，推移を観察する。効果があり忍容性に問題がなければ長期的に維持治療する。効果が不十分であれば，複数の気分安定薬・非定型抗精神病薬の併用を検討する。

処方例） 下記のいずれか。

□ルラシドン(ラツーダ®)1日量20 mg分1夕食後で開始し，20～60 mgを1日1回食後経口投与する。

□クエチアピン(ビプレッソ®)1日量50 mg分1眠前で開始し，2日以上あけて1日量150 mgに，さらに2日以上あけて1日量300 mg分1眠前に増量して継続する。

□ラモトリギン(ラミクタール®)1日量25 mgを分1で開始し，2週間以上の間隔をあけつつ漸増し，200 mgで維持する。バルプロ酸の併用があれば，1日量25 mgを分1隔日で開始し，2週間以上の間隔をあけつつ漸増し，100 mgで維持する。皮疹の出現に注意し，薬疹が生じたらただちに中止する。

□アリピプラゾール(エビリファイ®)1日量3～6 mgを分1で継続する。

□オランザピン(ジプレキサ®)1日量5 mgを分1(夕食後あるいは眠前)で開始し，2.5～10 mgで維持する。

□炭酸リチウム(リーマス®)1日量400 mgを分2で開始，血中濃度を確認しながら量を調整して1日量200～1,200 mg分1で維持する。中毒には注意。腎障害には禁忌。

●双極症の抑うつ状態への抗うつ薬は短期的には抑うつをいくらか減らす可能性も指摘されているが，その長期的な効果には疑問もあり，自殺や急速交代型(より不安定な双極症)，躁転のリスクが高まるため，その使用は薦められない。使用するとしても，気分安定薬・非定型抗精神病薬の使用下で行うべきである。

◆ポイント

- ●抑うつ状態につきMADRSやQIDSなどによる評価を繰り返し，状態の推移を把握するとなおいいだろう。
- ●混合状態の可能性に注意する〔「混合性の特徴を伴う」(p.31)を参照〕。

◎双極症の維持期

- ●急性期に用いた気分安定薬(と非定型抗精神病薬)を継続し，アドヒアランスにつき繰り返し確認する。各薬物によって注意すべき点は異なるが，身体的な異常の有無の確認や，血液検査，心電図を繰り返す。
- ●双極症にはいわゆる夜更かし型が多く，睡眠と覚醒のリズムを整えるよう生活指導する。また，過度なストレスにさらされぬよう精神療法を続ける。
- ●ベンゾジアゼピン系の抗不安薬の**長期的な継続には意味はなく**，わずかずつ漸減し，中止せよ。
- ● 18〜24 mg前後のアリピプラゾール(エビリファイ®)を使用しているようであれば，アリピプラゾール持続性注射剤(エビリファイ® 持続性水懸筋注用)400 mg/4週への置換を検討する。
- ●妊娠する可能性のある女性ではバルプロ酸の使用はできれば控え，炭酸リチウムは優先順位を下げ，使用するとしても高用量の使用には慎重な姿勢で臨む。

＊それぞれの薬物に関する詳細は「気分安定薬」(p.216)を参照。

◎急速交代型の双極症

- ●男性よりも女性の方が約2倍多い。
- ●抑うつエピソードと躁/軽躁エピソードのどちらでも年に4回生じるのが急速交代型であり，重症度が高く難治な病態といえる。
- ●抗うつ薬が併用されていれば，漸減・中止する。

●甲状腺機能低下(およびその傾向)があればレボチロキシン(チラーヂン®S)1 日量 12.5〜50 μg を分 1 朝で補充する。
●気分安定薬を十分に用い，併用する。

◎混合性の特徴を伴ううつ病 / 双極症

●抑うつ症状と躁症状が混在した混合状態が生じた際には，それまでの診断がうつ病であっても，双極症の可能性をより強く考えること。
●混合状態は自殺リスクが高く，注意を要する。
●炭酸リチウムよりも，非定型抗精神病薬やバルプロ酸の使用を検討する。

◎不安症や強迫症が併存する双極症

●強迫症や不安症(パニック症など)が双極症に併存することは少なくない。
●これは，双極症が抑うつ状態にあるときに多く，平常気分にあるときには少なく，したがって双極症に対する十分な量・種類の気分安定薬による治療を優先すべきである。
●強迫症や不安症は多くが SSRI で治療されるが，双極症に併存している場合はその急速交代化などの不安定化を招くため推奨できず，使用するとしても慎重な使用が求められる。
●残存する不安に対し，ベンゾジアゼピン系薬は推奨しがたく，過量にならない範囲での抗精神病薬やガバペンチンの追加が検討される(ただしガバペンチンは適応外であり，他の抗てんかん薬との併用を要し，適応疾患の関係から炭酸リチウムとの併用が困難である点に注意を要する)。

◎気分循環症

●気分循環症(cyclothymic disorder)とは，軽躁エピソード未満の軽い躁状態と抑うつエピソード未満の軽い抑うつ状態が 2 年間，繰り返され，その 2 年間のうち平常の状態が得られた日数が 1 年に満たず，平常状態が 2 ヶ月以上続いたことがないもの。
●ひらたくいえば「ずっと“少し上がったり少し落ち込んだ

り”してばかり」のもの。

●薬物で治療するのであれば双極症に準じる治療が行われる。

●双極症の発症に注意して経過をみる。

◎他の特定される双極症および関連症

●気分の症状に苦心しながら，双極症Ⅰ型や双極症Ⅱ型をはじめとした他の障害に該当しないとき，「他の特定される双極症および関連症(other specified bipolar and related disorders)」の診断名を用いる。

◎気分症につけられる特定用語

◆不安性の苦痛を伴う

●基準は下記のとおり。

抑うつエピソードの基準を満たすと同時に，下記の2つ以上が存在。

□張りつめた感覚，または緊張した感覚
□落ち着かない感覚
□心配で集中できなくなる
□何か恐ろしいことが起こるかもしれないという恐怖
□自分をコントロールできなくなるかもしれないという感覚

●上記の症状が2つあれば軽度，3つあれば中等度，4つ以上であれば中等度か重度を検討し，4つ以上で焦燥を伴う場合は重度と診断する。

●うつ病は不安を伴うことが多いが，不安が強いときには重症度が高いと同時に難治である可能性が高く，覚悟を決めて治療にあたること。

◆混合性の特徴を伴う

●基準は次の二通り。

抑うつエピソードを満たすと同時に，下記の3つ以上が存在。

□高揚気分または開放的な気分
□自尊心の肥大，誇大
□多弁，談話心拍
□観念奔逸，頭の中でいくつもの考えがせめぎ合う感覚
□気力の増加または目標指向性の活動の増加
□困った結果につながりうる活動への熱中(例：多額の買い物，不特定の相手との性交渉，危険な投資，賭け事)
□睡眠欲求の減少

躁/軽躁エピソードを満たすと同時に，下記の3つ以上が存在。

□抑うつ気分
□興味・喜びの著しい減退
□精神運動制止
□気力減退や易疲労性
□自己の無価値感や罪責感
□自殺念慮，死についての反復思考

●抑うつエピソードと躁/軽躁エピソードを両方満たすときには「躁エピソード，混合性の特徴を伴う」または「軽躁エピソード，混合性の特徴を伴う」と診断される。
● DSM-5-TRの診断基準を厳密に満たさなくても，混合性の要素があれば広義の**混合状態**として注意を要する。爽快ではなく不機嫌な躁状態である不快躁病や，ソワソワと落ち着かない抑うつ状態である焦燥性うつ病などがある。
●クレペリンは抑うつ状態や躁状態について，感情，精神運動，思考の3つの軸で捉え，どれかの軸が抑うつであると同時にどれかの軸が躁状態という状態が起こると説明している。
●炭酸リチウムよりも，非定型抗精神病薬やバルプロ酸が優

先される。ルラシドンやオランザピンなどの非定型抗精神病薬が候補に挙がる。

●抗うつ薬が使用されているのであれば，その減量や中止を検討する。

●混合状態は自殺リスクが高く，注意を要する。

●うつ病と診断されていたとしても，**混合状態が生じた時点で双極症の可能性を強く疑う**べきである。

◆急速交代型

●双極症に用いられる特定用語である。

●抑うつエピソードと躁/軽躁エピソードのどちらでも年に4回以上生じるもの。

●抗うつ薬が使用されているのであれば，その減薬や中止を検討する。

◆メランコリアの特徴を伴う

●内因性の要素が強い抑うつの中核群と考えられる。

●基準は次のとおり。

抑うつエピソードの基準を満たすと同時に下記の基準も満たすもの。

A) 以下のどちらかが存在。

□ほとんどすべての物事に対する喜びの喪失

□嬉しいはずの物事への反応の消失

B) 下記の3つ以上が存在。

□深い落胆，絶望，陰鬱さ，空虚感のいずれかを伴う異常な抑うつ気分

□朝の増悪

□早朝覚醒

□著しい精神運動焦燥または精神運動制止

□食欲不振または体重減少

□過度な罪責感または不適切な罪責感

●特に薬物治療の優先度が高いと考えられる。

1

◆非定型の特徴を伴う

●楽しいことを楽しむ点で「うつ病ではなく，単なるわがままなのではないか」と批判されがちだが，非定型うつ病は内因性うつ病の亜型の１つである。
●基準は次のとおり。

抑うつエピソードの基準を満たすと同時に
A)気分の反応性がある(楽しい出来事やその予定があると気分が明るくなる)。
B)下記の２つ以上が存在。
□体重増加または食欲増加
□過眠
□鉛様麻痺(手足が鉛のように重く感じる)
□対人関係で拒絶への過敏性(否定されて過剰に落ち込んだり怒ったりする)

●抗うつ薬による治療が試みられるが，比較的難治である傾向があることに注意。
●双極症が見落とされている可能性にも注意。

◆カタトニアを伴う

●うつ病や双極症で昏迷やカタレプシー，蝋屈症，反響言語などの「カタトニア」を伴うもの。
●カタトニアの診断基準や治療については「カタトニア」(p.65)を参照。

◆周産期発症

●妊娠中や産後４週以内に発症したとき。
●マタニティ・ブルーズは出産直後に生じる軽度で一過性の抑うつで，２週間以内に自然軽快するものであり，薬物治療を必要とせず支持的な対応が優先される。
●２週間以上持続する抑うつ状態，２週間以内でも強い抑うつ状態であれば産後うつ病として治療の対象とすべきである。薬物治療については「妊産婦への向精神薬の使用」(p.206)を参照。

●スクリーニングには自記式のエジンバラ産後うつ病自己質問票(Edinburgh postnatal depression scale：EPDS)が使用される。日本では9点(欧米では10〜13点)以上は産後うつ病の疑いがあるとされる。

●親が子どもに対して「愛しい」「守ってあげたい」などと思う愛情，情緒的な絆であるボンディングが生じず，わが子に対して「かわいいと思えない」「愛情を感じられない」「いらいらする」などと肯定的な感情がわかなかったり否定的な感情がわいたりするものはボンディング障害と呼ばれる。産後うつ病への併存が多いことに注意を要する。

◆季節性のパターンを伴う

●一定の季節(抑うつ状態であれば多くは冬，躁状態であれば多くは夏)に増悪するパターンがあるとき。

◆精神症性の特徴を伴うもの

●うつ病/双極症の経過中に妄想が生じることがあり，うつ病であれば一般的には「妄想性うつ病」と呼ばれ，DSM-5-TRでは「うつ病，精神症性の特徴を伴うもの」と診断される。双極症であれば「双極症，精神症性の特徴を伴うもの」と診断される。

●妄想性うつ病の1つ，コタール症候群(Cotard syndrome)は，「私の体はもう存在しない」「内臓が無い」といった身体の否定妄想，「私は既に死んでいて永遠に死ねない」といった不死妄想，「私が世界をダメにする」といったスケールの大きい罪業妄想である巨大妄想などが生じるものである。強い不安や憑依観念，自殺や自傷の傾向，無痛感覚を伴うことがあり，自殺リスクが高い。DSM-5-TRでは「うつ病，精神症性の特徴を伴うもの」と扱われる。

●統合失調症といえる妄想や幻覚の経過中にうつ病/双極症に該当する気分症が生じたのであれば「統合失調感情症」と診断される。

●抑うつ状態で生じやすい妄想として「微小妄想」がある。下記に例をあげる。

□自分には癌か何か，身体の重大な病気が隠れているに違いない→「心気妄想」
□自分にはもうお金がない。家族は隠しているが我が家には絶対に借金がある→「貧困妄想」
□自分は大変な罪人で，逮捕されるに値する→「罪業妄想」

●躁状態で生じやすい妄想として「誇大妄想」がある。下記に例をあげる。

□自分は王家などの高貴な血筋を引いている→「血統妄想」
□世界を変えるすごい発明を思いついた！→「発明妄想」
□神から啓示を受けた。自分は預言者だ。自分自身が神だ→「宗教妄想」

●「気分に一致する精神症性の特徴を伴うもの」の基準は下記のとおり。

抑うつエピソード，あるいは躁/軽躁エピソードの基準を満たし，「微小妄想」あるいは「誇大妄想」だけが存在する

●「気分に一致しない精神症性の特徴を伴うもの」の基準は下記のとおり。

抑うつエピソード，あるいは躁/軽躁エピソードの基準を満たし，「微小妄想」あるいは「誇大妄想」以外の被害妄想や関係妄想，注察妄想も伴う

◎月経前不快気分障害

●月経前の体調不良全般は月経前症候群(premenstrual syndrome：PMS)と呼ばれ，中でも精神的な問題を特徴とす

るのが月経前不快気分障害(premenstrual dysphoric disorder：PMDD)である。

●プロゲステロン濃度が高まる黄体期である月経の1週間ほど前に次に挙げられる不調が生じ，月経が来るとそれらが速やかに解消する。

以下のいずれか。
□感情の不安定性(突然に悲しくなったり涙もろくなったり拒絶に敏感になったり)
□いらだたしさ，怒り，または対人関係の摩擦
□抑うつ気分，絶望感，または自己批判的思考
□不安，緊張，高ぶった感覚やいらだっている感覚
以下のいずれか。
□興味減退
□集中困難
□倦怠感，易疲労性，気力の欠如
□食欲の変化，過食，特定の食物の渇望
□過眠または不眠
□圧倒された感覚または制御不能な感覚
□身体症状(乳房の圧痛，乳房の腫脹，関節痛，筋肉痛，膨らんだ感覚，体重増加)

●上記の症状の計5つ以上で診断される。

●予想される月経の前1〜2週に抗うつ薬を使用することで症状は軽減しうる。うつ病に対する抗うつ薬治療は前シナプスの受容体の変化に時間を要するため，効果発現まで2週ほどがかかることが知られているが，月経前不快気分障害は前シナプスの受容体の変化を必要としないため，服用直後から効果を期待できる。

●ドロスピレノンを含有する低用量ピル(ヤーズ®)も有効だが，35歳以上で日に15本以上の喫煙，血栓性素因，脂質代謝異常，高血圧，血液凝固能の亢進がリスクを高めるものなど，さまざまな禁忌が存在するため，その使用には注意を要する。

◎自傷や過量服薬

●救急外来を有する病院では，手首自傷や過量服薬などの自己破壊的な行為に対応することも多いだろう。うつ病や双極症であることもあれば，その他の精神障害であることもあり，明らかな精神障害があれば，その治療が必要となるだろう。

●明らかな精神障害ではない苦悩する者が自己破壊的な行為に及ぶこともあり，そのようなときには特に，医療者はその患者に「自業自得」などと陰性感情を抱きやすいことには注意が必要である。

●重症度が高くない自殺未遂者に対応した医療者が，「死ぬ気なんてなかったくせに」などの侮辱的な発言をしてしまうことはガッデム症候群と呼ばれる。そのような態度は周囲の医療者にも広がりうる点で「感染性の病」と表現されており，1人でもいた際には医療チームとして注意を要する。

●自己破壊的な行為について「アピール的」とアセスメントすることは避ける。それらの行為の多くは周囲に隠れて試みられることが多く，その一部が顕在化して救急外来に搬送されているにすぎず，アピール的と考えるのは不適切である。また，アピール的とアセスメントすれば，真に治療的な対応が困難になりやすい。

●自己破壊的な行為につき，叱責することも避けるべきである。嫌がったり叱責したりすることで治療効果が得られることはなく，その否定的なメッセージは，自己価値感の低さを背景にして事態をより深刻にしかねない。

●その行為自体の程度がどうであっても希死念慮の有無を確認しておく。希死念慮が強いと考えられた際には，精神科への紹介が必要となる。

●自己破壊的な行為や希死念慮に対してまずすべきは「心配している」と伝え，「自分を大切にしてほしい」と願うことである。

◎ステロイド使用中の精神症状

●ステロイドの使用中に精神症状が出ることがある。特にプレドニゾロン換算で40 mg以上の使用で生じやすいが，少ない量でも生じうる。その多くが躁状態や抑うつ状態の気分症であり，ステロイドの開始や増量の直後には躁状態が生じやすく，長期使用に伴い抑うつ状態が生じやすい。精神症症状（幻覚や妄想），せん妄も起こりうる。

●生じた際にはステロイドの減量や治療が必要だが，ステロイド使用の対象であった身体疾患の状況により，減量や中止ができないことも少なくない。

●躁状態であれば非定型抗精神病薬，バルプロ酸や炭酸リチウムを，双極症の躁状態の治療と同様に使用する。

●抑うつ状態のとき，ステロイドの開始や増量の直後で生じたのであれば気分安定薬や非定型抗精神病薬を優先すべきである。長期のステロイド使用に伴い生じたのであれば，適切な治療薬が抗うつ薬か気分安定薬かは悩ましく，試行錯誤が必要になる。抑うつ状態であっても焦燥感やいらいらを伴っていれば，混合状態に準じることを想定し，バルプロ酸や非定型抗精神病薬から試みる方がいいだろう。

●精神症症状であれば非定型抗精神病薬を，統合失調症の治療と同様に使用する。

■幻覚と妄想といえば「統合失調症」

◎概要

●幻聴や妄想を症状の主体としたこの障害について，さまざまな理解が試みられており，多くの精神科医により多様な解釈が語られているが，臨床的には「原因はさまざまであっても，似たような症状をもたらし，ドパミン神経系の亢進が背景として推定され，抗精神病薬による継続的な治療が不可欠な一群」と理解しておくといいだろう。

●慢性進行性のこの障害は，治療開始が早期であるほうが予後はよい一方で，本人が病気に対する理解を欠くことが少なくなく，簡単ではない。

●統合失調症と診断した際には，少量であっても早期に抗精神病薬を開始しておくことが望ましく，長期的な治療は精神科で行われるべきである。

●診断の際には DSM−5−TR の基準を参考にする。

2

下記1〜5の症状のうち2つ以上(4+5だけの組み合わせは不可)が治療しなければ半年以上持続

1. 幻覚(幻聴や幻視など)
2. 妄想(現実とは異なる誤った確信)
3. 話のまとまらなさ(言葉に表れる連合弛緩)
4. 行動のまとまらなさ(行動に表れる連合弛緩)または，カタトニア性の行動*
5. 陰性症状(感情の平板化または意欲欠如)

*:「カタトニア」(p.65)を参照。

●その他，統合失調症の基準に満たない障害として以下のものがある。

期間による分類

・上記1〜4の症状のうち1つ以上が1ヶ月未満→「短期精神症」

・上記1〜5の症状のうち2つ以上が持続し，その期間が6ヶ月未満→「統合失調症様症」

短期精神症
├──┤ 1ヶ月

統合失調症様症
├──────────┤ 6ヶ月

統合失調症
├────────────------ 6ヶ月以上

症状による分類

・妄想だけが持続する→「妄想症」

・統合失調症の条件を満たし，その経過の半分以上の期間に抑うつエピソードか躁エピソードが存在→「統合失調感情症」

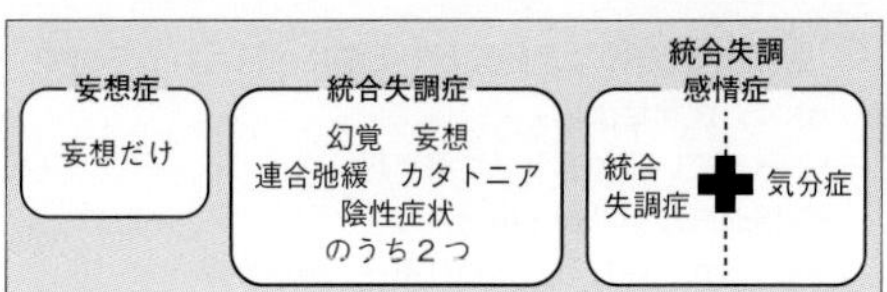

◆ポイント

●短期精神症と診断された後，症状２つ以上が続けば統合失調症様症に，さらに続けば統合失調症に診断が変更されうる。

●また，**統合失調症のような症状を引き起こす要因(身体疾患や物質・医薬品など)を必ず鑑別せよ。**

●統合失調症に代表されるこれらの障害は，その症状の数や期間によって分類されるが，いずれにしても**抗精神病薬による治療を開始する**ことに大きな間違いはない。その際には**非定型抗精神病薬から１剤**を選択し，**「早期」から少量で開始する**ことが望ましい。

●その後の治療の継続は精神科(または心療内科)で行われることが望ましい。

◆精神症性の症状

●精神症性の症状として，いくつか例をあげる。

□噂されている(学校や職場，近所などで実際に噂されていた可能性にも注意せよ)：
→自分について話している人をみかけたから→会話する人と自分を関係づける「関係妄想」
→自分について話しているのが聞こえたから：
　→偶然，聞こえた会話の内容を自分に関係づけていたなら「関係妄想」
　→聞こえないはずの会話が聞こえたなら「幻聴」
　→複数の人の声が聞こえたなら「対話性幻聴」
□周りにジロジロみられる。監視されている。人の目が気になる(奇妙な言動などで実際に注目されうる可能性にも注意せよ)：

→みられていると思う「注察妄想」

→視線を感じる「被注察感」

□嫌がらせをされる。狙われる→「被害妄想」

□食べ物に毒を入れられる。毒ガスを吹き付けられる→「被毒妄想」

□後をつけられる。ストーカーに遭っている→外出先でみかけた人を自分と関係づける「関係妄想」の中でも「追跡妄想」

□テレビや新聞などで自分のことが扱われている。テレビが自分に向けたメッセージを送ってくる→内容を自分に関係づける「関係妄想」

□盗聴・盗撮されている：

→自分しか知らないはずのことを他人が話していたから→自分のことと人の言葉を関係づける「関係妄想」

→家の中にいると，隣の家が音をたてて合図を送ってくるから→隣家の音と自分を関係づける「関係妄想」

→家で一人きりのときでも話しかけてくるから→「幻聴」

→家でも視線を感じるから→視線を感じる「被注察感」やみられていると思う「注察妄想」

□自分の考えていることが人に伝わる→自我漏洩症状の１つ「思考伝播(でんぱ)/考想伝播」

□考えていたはずのことが他人に抜き取られて忘れた→「思考奪取/考想奪取」

□誰かに考えを吹き込まれた→「思考吹入(すいにゅう)/考想吹入」

□妻/夫が浮気する→「嫉妬妄想/クレランボー症候群」

□自分が臭いのではないかと恐れる→自我漏洩症状の１つ「自己臭恐怖」→強迫の可能性も考えよ

□体や考えを操られる→「作為(さくい)体験」

□体の中で何かグネグネと動く，脳がドロドロと流れるなど→「体感幻覚」「セネストパチー」

□見たり聞いたり，知覚した物事に異常な意味づけをして妄想に至った→「妄想知覚」

□唐突に，きっかけなく妄想を抱いた→「妄想着想」
□これから悪いことが起きそうな，周りで何かが起きていそうな漠然とした不気味さや違和感を抱く→「妄想気分」
□皮膚を寄生虫が這いまわる→「皮膚寄生虫妄想」
□家の中に閉じこもってすごしている：
→外出すると監視されたり噂されたり狙われたりするから→「妄想」（陰性症状ではない）
→興味も意欲もなく外出しようと思わない→「陰性症状」
□考えが次々とわき起こって止まらない→「自生思考」
□本人の言うことが理解不能：
→話の内容が非現実的で理解不能→「妄想」（連合弛緩ではない）
→話が一貫せず文章が成り立たず理解不能→「連合弛緩」
□実際には生じている幻覚や妄想の存在，または病気であることを認めない→「病識欠如」
□薬をきちんと飲み続けない→「アドヒアランス不良」
□薬物治療を拒む→アドヒアランス不良の１つ「拒薬」（背景に病識欠如があるかもしれない）

一次妄想

●統合失調症をより強く考える症状として，なぜその妄想が生じたのかまったく了解しようがない「一次妄想」として妄想知覚，妄想着想，妄想気分の３つが挙げられる。

シュナイダーの一級症状

●統合失調症をより強く考える症状として次のものが挙げられる。

□自分の考えが幻聴として聞こえる→「思考化声/考想化声」
□話しかける幻聴とそれに応答する幻聴→「対話性幻聴」
□自分の行為に口出しする→「批評性幻聴」

□身体が操られていると感じたり身体に何か影響を与えられていると感じたりする→「身体的被影響体験」
□考えが抜き取られると感じたり考えが操られると感じたりする→「思考奪取/思考干渉」
□自分の考えが他者に伝わると思う→「思考伝播」
□見たもの聞いたものに異常な意味づけをする→「妄想知覚」
□感情・意欲・意思が操られると感じる→「被影響体験」

思春期妄想症

● DSM−5 にはないが，思春期に始まる妄想的な精神症状として思春期妄想症の概念がある。

□自分の不快な臭いで周りの人たちに迷惑をかけている→「自己臭妄想/自己臭症」
□自分の視線が他者を不快にさせている→「自己視線恐怖」
□自分の見た目が醜くて周囲を不快にさせている→「身体醜形症」

●これらは思春期の発症が多く，慢性に経過し，周囲に避けられると思う「忌避妄想」を抱く点で共通している。
●実際には存在しない自らの問題を知覚したり確信したりする点で幻覚や妄想である可能性があり，そうであれば統合失調症，妄想だけが存在するのであれば妄想症と診断することになる。ただ，対人緊張に重点が置かれていれば社交不安症に近い概念，小さな事柄が気になってしょうがない点では強迫症に該当する可能性も考えられ，その内容や経過について検討を要する。

自我漏洩症状

●自分から何かが漏れると感じたり，それを恐れたりすることは「自我漏洩症状」と呼ばれる。これには思春期妄想症の 3 つである自己臭症，自己視線恐怖，身体醜形症に加えて，自分の秘密などを寝言や独り言で言ってしまって人に聞かれるかもと恐れる「寝言恐怖」と「独語妄想」という言語性の漏洩，そして，自分の考えが周囲にテレパシーのように伝わると思う「思考伝播」が含まれる。

敏感関係妄想

●感じやすく敏感で理想が高く体面を気にする人が，何かネガティブなことがあったときに恥や屈辱を感じ，罪悪感を抱く。自分を責めやすく傷つきやすい小心者で，そんな気持ちを人に話すなどして発散できず，否定的感情を抱え続けて疲れてしまいやすい。そんな敏感性格の人が，屈辱的な体験や倫理的な挫折体験をきっかけに内的緊張感が高まり，周囲と自分を関係づける関係妄想を抱くものは「敏感関係妄想」と呼ばれる。

◆精神病状態の評価尺度

●精神病状態の程度を下記の尺度を用いて数値化する。初診時や治療の過程で評価を繰り返すとなおいいだろう。幻聴や妄想は病識を欠くことがあり，自記式の評価尺度ではなく，主に診察に基づく医療者の評価が用いられている。

- □陽性・陰性症状評価尺度(positive and negative syndrome scale：PANSS(パンス))＊
- □簡易精神症状評価尺度(brief psychiatric rating scale：BPRS)＊

＊BPRSの方が比較的簡便だが，PANSSの方がより細かな評価が可能である。いずれも多数の評価項目があり評価には時間を要する。

◎統合失調症

●「妄想」や「幻聴」は統合失調症(schizophrenia)の代表的な症状だが，**それら1つがあるからといって統合失調症と診断してはならない。**

●**紹介された，あるいは引き継いだ患者についた「統合失調症」の診断を盲信しないこと。**違う可能性も検討する余地を残すことは重要である。

2

●患者の訴える「妄想」について吟味することも統合失調症の診断を検討するうえでは重要である。吟味の際のポイントは下記のとおり。

□妄想による苦痛の度合い：統合失調症の場合，妄想は苦痛を伴うことが多い。嬉々として「妄想」が語られることはまれである。

□妄想の種類：統合失調症によくみられるのは注察妄想，関係妄想，被害妄想など。微小妄想なら気分症の抑うつ状態，誇大妄想なら気分症の躁状態を疑う。

□現実味があるか：訴える内容が奇妙であればあるほど，統合失調症である可能性が高い。

□妄想の対象の範囲：学校/会社/家族など限局的である場合は現実か妄想かの判断は難しくなる。「どこにいっても」「あらゆる場所で」と訴えの対象が広範であるほど統合失調症が疑われる。

□妄想の確信の強さ：(例)「あの町に拠点をおく機関がずっと私の行動を監視している」→この妄想に対する確信は強く，体系化されており，統合失調症を疑う。

●基準となる 5 つの症状のうち 2 つ以上(「行動のまとまらなさ/カタトニア性の行動＋陰性症状」の組み合わせだけでの診断は不可)が，それぞれ 1 ヶ月以上続くものであり，病気全体の経過が 6 ヶ月以上であることが条件である。

アセスメント

半年以上の経過の中で(上記 1～5 の症状から 2 つ以上を記載)が 1 ヶ月以上続いており，統合失調症と診断する。

●統合失調症と診断したら，非定型抗精神病薬から 1 剤を選択して使用する。

●急性期にはしばしば易怒性や不安などを伴い，鎮静作用の強い抗精神病薬が選択されがちだが，急性期を脱したときにはその鎮静作用がアドヒアランスを低下させうる。

- ●長期的な維持治療を見越した薬物の選択が重要となる。
- ●少しでも早くに効果を得ようと初期から多量の抗精神病薬を使いたくなるものだが，**早期から多量に使用したところで副作用は増えても効果は上がらず**，避けるべきである。
- ●持効性注射剤の使用も候補に挙がることを患者と家族に伝えておくといい。
- ● PANSS や BPRS を用いた評価を繰り返して症状の推移を把握する。
- ● DIEPSS(薬原性錐体外路症状評価尺度)を用いた評価を繰り返して錐体外路症状の有無や程度を把握する。

✍プラン

抗精神病薬を少量から開始し，効果をみながら漸増し，有効であれば継続する。数週間継続して十分な効果が得られなければ別の抗精神病薬の使用を検討する。錐体外路症状を主とした副作用の有無を観察する。

疾患について患者と家族に教育し，薬物治療の長期的な継続の必要性を説明する。

処方例) 下記のいずれか。

□パリペリドン(インヴェガ®)1 日量 6 mg 分 1 朝で開始し，効果と忍容性をみながら 1 日量 3～12 mg 分 1 朝で継続する。効果と忍容性が確認できたら持効性注射剤への変更を検討する。

□アリピプラゾール(エビリファイ®)1 日量 6～12 mg を分 1～2 で開始し，効果と忍容性をみて 6～24 mg 分 1～2 を継続する(最大 30 mg まで使用可能)。効果と忍容性が確認できたら持続性注射剤への変更を検討する。

□ブレクスピプラゾール(レキサルティ®)1 日量 1 mg 分 1 で開始し，5 日目以降に 1 日量 2 mg 分 1 に増量して継続する。

□ブロナンセリン(ロナセン®)1 日量 8 mg を分 2 で開始し，1 日量 8～24 mg を継続する。

□ブロナンセリン貼付剤(ロナセンテープ®)1 日量 40～80 mg を 1 日 1 回，胸部，腹部，または背部に貼付して継続する。

2

□ルラシドン(ラツーダ®)1 日量 40 mg を分 1 で開始し，効果と忍容性をみて 20～80mg を継続する。
□アセナピン(シクレスト®)1 日量 10 mg を分 2 で開始し，1 日量 10～20 mg を継続する。
□リスペリドン(リスパダール®)1 日量 2 mg を分 2 で開始し，効果と忍容性をみて 2～6 mg 分 2 を継続する(最大 12 mg まで使用できるが通常は使用しない)。効果と忍容性が確認できたら持効性注射剤への変更を検討する。

◆改善しないとき

●急性期に薬物治療を始めたとき，半数は 2 週間で改善し，残りのうち半数もさらに 2 週間待てば改善する。それでも改善しない患者については方針を見直す必要がある。

●そもそも服薬していない，または，看護師(または家族)の管理のもと服薬したようにみえても隠れて吐き出しているなど，実際には薬物治療が行われていない可能性にも注意せよ。

●抗精神病薬はどれもドパミンを遮断して効果をもたらす点では同じだが，その作用の仕方にはいくらかの違いがあり，吸収や分布，代謝，排泄もまちまちであり，薬物の変更は効果に差をもたらしうる。

●ただ新たな抗精神病薬を**併用するのではなく**，それまでの薬を漸減しつつ新たな薬を漸増して**切り替える**。

●可能な施設であれば，電気けいれん療法を検討する。

●治療抵抗性であればクロザピン(クロザリル®)の使用も検討する。

・その使用にあたって，肥満傾向などの代謝系の異常，無顆粒球症や心筋炎のリスクが高いことには注意を要する。

・条件を満たし定められた医療機関での資格をもった医師による処方，クロザリル患者モニタリングサービス(Clozaril Patient Monitoring Service：CPMS)への患者の登録，検査を含めた頻回なモニタリングが必要となる。

✍プラン
改善が不十分であれば，服薬アドヒアランスの状況を確認する。
(薬物を変更するのであれば)抗精神病薬を漸減・漸増法で変更し，2〜4週間，その反応性を観察する。

◆統合失調症の不穏

●統合失調症では，幻覚や妄想に伴って，あるいは情動そのものの障害により不穏になることがある。その緊急性によって対応は異なる。

不穏が著しいとき

●隔離や身体的拘束の必要性につき検討する。
●その場で鎮静する必要があるときには，ベンゾジアゼピンの静脈注射(ミダゾラムやフルニトラゼパム，ジアゼパムなど)が用いられる。
●急ぐ状況ではあるが，鎮静に至る最低量で済ますよう静脈注射は非常に緩徐に行う(遅すぎても速すぎだけは避けよ)。
・しばしば呼吸抑制が生じるため，注射を準備すると同時に，バッグバルブマスク(アンビューバッグ®)とパルスオキシメータ，ベンゾジアゼピンの拮抗薬であるフルマゼニル(アネキセート®)を準備すること。

処方例) 下記のいずれか。
□ジアゼパム(セルシン®)5 mg 1A を希釈せず緩徐に静脈注射。
□フルニトラゼパム(サイレース®)2 mg 1A を生理食塩水で希釈し 10 mL として緩徐に静脈注射，または，フルニトラゼパム 2 mg 1A＋生理食塩水 100 mL を点滴静注。
□ミダゾラム(ドルミカム®)10 mg 1A を生理食塩水 10 mL で希釈して点滴静注。

・効果が不十分であれば繰り返すことも検討するが，その際には呼吸抑制などの副作用のリスクがさらに高まることに注意する。

眠らせる必要はないが早い鎮静が必要なときや，幻聴や妄想を急速に抑えようとするとき

●抗精神病薬の注射が用いられる。

処方例） 下記のいずれか。
□オランザピン（ジプレキサ® 筋注用）10 mg を 2.1 mL の注射用水で溶解して筋肉注射する。効果不十分な場合には 2 時間以上あけて 10 mg 追加投与する。長期的な使用は避け，続けても 3 日間までとする。
□ハロペリドール（セレネース®）5 mg＋生理食塩水 100 mL を 30〜60 分で点滴静注。効果不十分な場合には 5 mg 追加投与する。
□ハロペリドール（セレネース®）5 mg の静脈注射，筋肉注射。効果不十分な場合には時間をあけて 5 mg 追加投与する。

・一時的な鎮静で済めばよいが，そのまま隔離や身体的拘束を要することも多い。
・身体的拘束に移行するときや，鎮静された状況が続くときには深部静脈血栓症の予防のため点滴の維持や弾性ストッキング，間欠的空気圧迫法などを用いる必要がある。

急がないとき

●経口薬を使用するのも手である。

✍プラン
ベンゾジアゼピンを頓用で使用する。
処方例） 下記のいずれか。
□ロラゼパム（ワイパックス®）0.5〜1 mg 不穏時頓用。
□アルプラゾラム（ソラナックス®，コンスタン®）0.4〜0.8 mg 不安時頓用。

抗精神病薬を頓用で使用する。
処方例）下記のいずれか。
□リスペリドン（リスパダール®）内用液 1 mg 不穏時頓用。
□アセナピン（シクレスト®）舌下錠 5 mg 不穏時頓用。
□クエチアピン（セロクエル®）25～50 mg 不穏時頓用 糖尿病には禁忌。
□クロルプロマジン（コントミン®，ウインタミン®）12.5～25 mg 不穏時頓用。
□レボメプロマジン（ヒルナミン®，レボトミン®）25 mg 不穏時頓用。

●しばらくの間，抗精神病薬と以下の薬物を併用するのも手である。

処方例）下記のいずれか。
□バルプロ酸ナトリウム（デパケン®，セレニカ®）1 日量 400 mg を分 1～2。
□ロラゼパム（ワイパックス®）1 日量 1～3 mg を分 2～3。
□ジアゼパム（セルシン®）1 日量 10～30 mg を分 2～3。

・バルプロ酸と似たものにカルバマゼピンもあるが，**カルバマゼピンは肝酵素を強力に誘導し，抗精神病薬など他の薬物の血中濃度を大きく低下させる**ため避けること。
・バルプロ酸とベンゾジアゼピンは**短期的には有用だが，2～3 ヶ月で意義は失われる**ため，漫然と続けないよう，**最初から漸減や中止の時期を計画しておく必要がある。**

●鎮静作用の強い抗精神病薬が併用されることもある。多剤大量療法を招くため推奨はされないが，実臨床ではみかけることが多い。実施するとしても一時的な使用にとどめるよう努めること。

処方例）下記のいずれか。
□クエチアピン（セロクエル®）1 日量 25～50 mg で開始し，必要性に応じて 1 日量 600 mg を分 2～3 まで増量する。

2

□クロルプロマジン(コントミン®，ウインタミン®)1日量25～50 mgを分1～2。
□レボメプロマジン(ヒルナミン®，レボトミン®)1日量25 mgを分1～2。

●興奮が躁状態によるものであれば，双極性が存在している可能性があり，統合失調感情症の双極型の可能性を考える。

◆維持期のアドヒアランス

●抗精神病薬を継続する。その中断が再発や再入院のリスクを短期的には5倍に高めること，すぐに再発しなくても1～2年以内にほぼ全例が再発すること，再発を繰り返すごとに症状が残りやすくなるなど悪化することを患者に伝える。
●一方で，退院後の1週間で約4人に1人，半年で4割に服薬の乱れが生じること，そして，臨床場面ではそのことに気づきづらいことを医療者は意識しておくこと。
●主剤がリスペリドン，パリペリドン，アリピプラゾールであれば，持効性注射剤への変更を検討する。
●急性期に多剤や大量の抗精神病薬を使用していたのであれば，徐々に適正な量へと漸減することが望ましい。
●抗精神病薬以外の薬物につき，その継続の妥当性につき吟味が必要となる。

✍プラン
経口薬の使用中は，服薬アドヒアランスの状況を繰り返し確認する。持効性注射剤への変更を検討する。

◆維持期の身体的な観察

●抗精神病薬の使用により，脂質異常症や高血糖などの代謝系の異常，抗利尿ホルモン分泌異常症(SIADH)，高プロラクチン血症，QT延長などが生じうるため，血液検査(血算，電解質，肝機能，脂質，糖，プロラクチン)や心電図を繰り返す。また，体重を定期的に確認する。

> ✍ **プラン**
> 血液検査を1〜6ヶ月ごと*に，心電図を3〜12ヶ月ごと*に実施する。体重を繰り返し確認する。

*目立った異常値や，薬物の増量や変更で問題が生じる可能性があるときにはより頻繁に実施する。

●頻度が高く，問題となりやすいのが高血糖や脂質異常，体重増加であり，それらが抗精神病薬によって生じた可能性が高ければ薬物の変更を検討する。肥満傾向の強さは下記のとおり。

肥満傾向	薬物
強	オランザピン，クロザピン，ゾテピン
≫	クロルプロマジン
≫	クエチアピン，リスペリドン，パリペリドン
弱	アセナピン，アリピプラゾール，ブレクスピプラゾール，ブロナンセリン，ハロペリドール

●オランザピン，クエチアピン，クロザピンは糖尿病では禁忌である。

●代謝系の異常が抗精神病薬によらずに生じているとき，または薬物の減量や変更が困難なときには，生活指導や他の薬物による治療を検討することになる。

●抗精神病薬により高プロラクチン血症が生じうる(リスペリドンやパリペリドン，スルピリドで生じやすい)。

・プロラクチンが異常値だからといって，それがすぐに問題になるわけではない。ただ，患者が無月経や乳汁分泌，性機能障害が生じているのを医療者に報告できずにいることもあるため，尋ねておくこと。

・高プロラクチン血症が問題となった際には薬物の変更，アリピプラゾール(エビリファイ®)少量の追加，(他のドパミン作動薬は避け)ブロモクリプチン(パーロデル®)少量の追加のいずれかを試みる。

2

◆維持期の併用薬

ベンゾジアゼピン系の抗不安薬が併用されているとき

●処方された直後には不安を減らしたりいらいらを抑えたりする効果があったであろう。しかし，**ベンゾジアゼピンの長期的な継続には意味はない**。開始時に効果があったことと長期的に効果があることは別である。

●**急な減量や中止は反跳性の増悪を招きかねず避けるべき**であり，ごくわずかずつでも漸減(可能であれば中止)を検討せよ。

バルプロ酸やカルバマゼピンが併用されているとき

●統合失調感情症の双極型や，それに準じる病態であれば，その併用にも意義がある可能性があり継続を検討する。

●ただ，**興奮やいらいらを抑えるための併用は，1ヶ月以上が経過すると併用しなかったときと差がなくなる**。開始時に効果があったことと長期的に効果があることは別である。

●これらは肝酵素チトクロムP450を誘導して抗精神病薬の血中濃度を下げる点も問題となる。長期的に併用されていた際には，漸減や中止を検討せよ。

抗パーキンソン病薬が併用されているとき

●必要なこともあれば，すでに不必要になっていることもある。

●やむを得ない場合もあるが，その抗コリン作用は口渇や便秘，認知機能の低下をもたらすため，可能であればその減量を試みることを検討する。

◆統合失調症の再燃・再発

●**再発の際，抗精神病薬の服用が不十分であることは非常に多い**ため，服薬状況を改めて聴取する必要がある。

●本人が「のんでいた」と言っても，実際には薬が余っていることも少なくない。客観的な情報を確認する。

●再発前の薬を再開するだけで改善することは少なくない。ただ同様の薬物治療を続けるだけでは同様の再発を繰り返すことになりうる。心理教育(疾患教育)に加え，下記のポイントに留意すること。

◆ポイント

●服薬の乱れをもたらした原因を確認し，処方内容の変更や心理教育(疾患教育)，服薬管理の改善，持効性注射剤の導入などにつき検討する。

●十分な薬物治療が行われていながら再発したのであれば，薬物治療を見直す。薬物の量が少なすぎたのであれば増量を，十分量でも効いていないのであれば変更を検討する。

●薬物の変更の際には抗精神病薬を漸減・漸増法で変更する。

◆抗精神病薬が多剤大量で使用されているとき

●使用されている抗精神病薬をクロルプロマジン(CP)換算で合計した量を参考とする(計算方法はインターネット等で情報を入手するといいだろう)。CP 換算で 1,000 mg 以上が大量療法と定義されている。

●多剤大量の抗精神病薬の使用により，錐体外路症状，メタボリックシンドロームや糖尿病のリスクもあがり，ドパミン受容体のアップレギュレーションを経て，より不安定な病態である「ドパミン過感受性精神病(dopamine supersensitivity psychosis：DSP)」を招く。

●多剤大量で治療されている患者をみたときには，薬物の漸減を検討する。

●抗精神病薬を 3 剤以上併用すれば診療報酬の減算の対象となることにも注意が必要である。

✍ プラン

CP 換算が 1,500 mg より多ければ複数の抗精神病薬それぞれを少しずつ減らし合計 1,500 mg 以下にすることを目指す。

CP 換算が 1,000 mg 以下になったら，主剤を 1 つ決め，

2

それ以外を少しずつ減らす。その際，薬物が低力価なら週に CP 換算で 25 mg（一度に 50 mg）まで，高力価なら週に CP 換算で 50 mg（一度に 100 mg）までの減量とする。

●薬物減量の最大値の目安として，下記に例をあげる。

処方例）

□リスペリドン（リスパダール®）週に 0.5 mg（実際には 2 週に 1 mg であろう）。
□パリペリドン（インヴェガ®）週に 0.75 mg（実際には月に 3 mg であろう）。
□ハロペリドール（セレネース®）週に 1 mg。
□オランザピン（ジプレキサ®）週に 1.25 mg（実際には 2 週に 2.5 mg であろう）。
□ブロナンセリン（ロナセン®）週に 2 mg。
□ペロスピロン（ルーラン®）週に 3 mg（実際には 2 週に 4 mg であろう）。
□クエチアピン（セロクエル®）/ゾテピン（ロドピン®）週に 16.5 mg（実際には 2 週に 25 mg であろう）。
□クロルプロマジン（コントミン®，ウインタミン®）/レボメプロマジン（ヒルナミン®，レボトミン®）週に 25 mg。
□スルピリド（ドグマチール®）やスルトプリド（バルネチール®）週に 50 mg。

・アリピプラゾールとブレクスピプラゾールはドパミンの部分作動薬であり，多剤大量療法の CP 換算をする上で単純な足し算では計算しがたい。
・過感受性精神病が長期間生じているところにアリピプラゾールを使用した際には精神症状が悪化する可能性があり，注意が必要である。

◆持効性注射剤の導入

●主剤がリスペリドン，パリペリドン，アリピプラゾールであり，その効果と忍容性が十分に確認できていれば，持効性注射剤への変更を患者本人や家族などと検討する。

●定期的に筋注して使用されるが，その部位は基本的には臀部と覚えておけば間違いではない。非定型抗精神病薬の持効性注射剤は，**筋肉外への漏出を避けるため筋注後に揉まないこと。**

リスペリドン持効性注射剤（リスパダールコンスタ®）

●リスペリドン経口薬（リスパダール®）で十分に忍容性を確認しておく。
●臀部に筋注して用いる。
●それまで服用していたリスペリドン経口薬の量が 2 mg であれば注射剤は 25 mg，4 mg であれば 37.5 mg，6 mg であれば 50 mg が目安となる。
●注射剤を初回投与してから 3 週間が経ったら，その分の経口薬を中止する。以降は注射剤を 2 週ごとに継続する。

パリペリドン持効性注射剤（ゼプリオン®／ゼプリオン TRI®）

●パリペリドン経口薬（インヴェガ®）で十分に忍容性を確認しておく。
●それまで服用していたパリペリドン経口薬の量が 6 mg であれば注射剤 75 mg が目安となる。
●ゼプリオン® 75 mg を維持量とするのであれば，相当する経口薬の中止と同時にゼプリオン® 150 mg を上腕の三角筋に筋注し，その 1 週間後に 100 mg を三角筋に筋注し，その後は 4 週ごとに 75 mg を三角筋か臀部に筋注する。
●他に抗精神病薬を併用せずにゼプリオン® 単剤による治療が 4 ヶ月以上継続して投与され，最後の 2 回は同量で維持でき，それで症状が安定し忍容性が確認できていれば，その 4 週間後から最終投与量の 3.5 倍量，12 週間ごとのゼプリオン TRI® に変更可能である。

アリピプラゾール持続性注射剤（エビリファイ® 持続性水懸筋注用）

●アリピプラゾール経口薬（エビリファイ®）で十分に忍容性を確認しておく。

● 400 mg の使用が基本であり，患者によっては 300 mg が用いられる。
●三角筋か臀部に 4 週間ごとに筋注して用いる。
●この注射剤を初めて用いる場合，アリピプラゾール経口薬を 2 週間程度併用するといいだろう。併用する量はそれまで服用していた経口薬の量が 6～15 mg であれば 6 mg，18～24 mg であれば 12 mg，30 mg であれば 15 mg が目安になる。

◆統合失調症の抑うつ状態

●統合失調症に抑うつ状態を伴えば自殺リスクが高まる。
●統合失調感情症の診断についても検討する。
●その抑うつ状態が抑うつエピソードに該当するならば，気分症としての治療を並行して行う。
・その気分症状が「単極性うつ病」に相当すると思われれば抗うつ薬，「双極症」「双極性うつ病」に相当すると考えられれば気分安定薬の併用を検討する。

◆アットリスク精神状態

●アットリスク精神状態（at-risk mental state：ARMS）とは，現時点では統合失調症ではないが，統合失調症の発症が心配される状態を呼ぶ。
●下記の 3 つがこの概念に含まれる。
・閾値下の弱い幻覚や妄想が続く者
・幻覚や妄想が一過性に生じる者
・統合失調型パーソナリティ症，または，親・兄弟の家族歴といった統合失調症の素因があり，なおかつ社会的な機能低下がある者
● ARMS が統合失調症に移行する率は 1 年で 1/4 ほど，3 年で 1/3 ほどと高率であり注意を要する。
●統合失調症への移行を抗精神病薬で予防はできないが，統合失調症を発症した際には速やかに抗精神病薬による薬物治療を始める必要がある。

◆単純型統合失調症

●明らかな幻覚や妄想，連合弛緩などがなく，ただ陰性症状と思われる症状だけが目立つものは，以前は単純型統合失調症(simple schizophrenia)とされていた。この病態は明確な診断根拠を欠くため，この診断名がついている患者をみたときには過剰診断の可能性に注意が必要であろう。

●少量の抗精神病薬がいくらかの効果をもたらす可能性は指摘されているが，積極的に抗精神病薬を推奨できるものではなく，少なくとも抗精神病薬が必要とされるものではない。

◆非定型精神病

●情緒的混乱(至福，恍惚，不安，易刺激性など)，困惑や記憶の錯乱(当惑，困惑，人物・場所の誤認，思路の錯乱など)，カタトニア症状や幻覚・妄想の３つのうち２つ以上を併せもつ病態である。急性に発症し，一過性であり，予後は一般に良好で，再発を反復する傾向にある。

●多くはDSM-5-TRで統合失調症感情症に分類されうるが，本質的には(統合失調症と気分症の合併や中間とされる)統合失調感情症とは異なる病態が想定され，抗NMDA受容体脳炎(などの自己免疫性脳炎)との関連も検討されている。

●その治療方法については十分な知見はなく，抗精神病薬や気分安定薬が，その急性期や再発予防に用いられることが多い。

◆産褥期精神病

●産後に，幻覚や妄想，気分の不安定性，錯乱，昏迷，困惑，興奮など，さまざまな症状が生じうる。

●出産後，数日間たってから前駆症状としての不調が始まり，2〜3週間後に発病し，急激に悪化する。

●一般的に予後は良い。ただ，産褥期精神病の既往がある者は，その後も産後に産褥期精神病に至る可能性が非常に高い。

●抗精神病薬を主とした薬物治療を要する。

◆接触欠陥パラノイド

●妻や夫を亡くしたり離婚したりするなど孤独な状況で老年期を迎えた者に生じうる。

●家に誰かが入っている，家に毒を散布されている，家の中の物を盗まれるといった被害妄想が多く，幻聴や，「電波を当てられピリピリする」などと体感幻覚を伴うこともある。

●抗精神病薬による治療が試みられる。孤立が解消されると改善しやすい。

◎妄想症

●妄想が１ヶ月以上続き，統合失調症の基準を満たさないものが妄想症(delusional disorder)である。以下の分類がある。

□被愛型：実際にはほとんど接点がない著名人と恋愛関係にあると確信する「恋愛妄想」を抱くもの。
□誇大型：誇大妄想を抱くもの。
□嫉妬型：パートナーが浮気していると確信する「嫉妬妄想」を抱くもの。
□被害型：被害妄想を抱くもの。
□身体型：身体機能や感覚に関する妄想が続くもの。
□混合型：妄想の主題が複数，どれも優勢でなく混じった妄想を抱くもの。
□特定不能型：上記いずれにも該当しないもの。

●いずれの場合も統合失調症に準じる治療が行われる。

●身体型の多くが，実際には身体病変がないのに異常体感を感じ，体感幻覚を伴う。その中でも「腸がグネグネと動く」「脳がドロドロと溶け落ちる」などのグロテスクな色彩を帯びるものはセネストパチー(cenesthopathy)と呼ばれる。セネストパチーは，40 歳より若い男性では体幹・臓器の訴えが多く，40 歳より年上の女性だと口腔を主とした頭頸部の訴えが多いとされる。抗精神病薬が効くこともあるが，難治の傾向があり，一定期間続けても効果が得られなければ，これを漫然と継続することは妥当ではないだろう。

◎統合失調感情症

●適切な治療が開始されるまでの間，統合失調症に合致するその経過の半分以上の期間に抑うつエピソードか躁エピソードが存在しているものが統合失調感情症（schizoaffective disorder）である。統合失調症にうつ病が併発したもの，または，統合失調症と双極症の中間に位置するものと考えられ，その両方の治療を行うことが有用である。

●統合失調感情症の診断には至るほどでなくても，統合失調症に抑うつを主とした気分症状が併発することは多く，同様の臨床的な対応を要することは多い。

●躁状態の既往がある「双極型」と，躁状態の既往がなく抑うつ状態だけがある「抑うつ型」がある。症状としては抑うつ型であっても，その抑うつがいわゆるうつ病（単極性うつ病）に相当することもあれば，双極性による抑うつ状態（双極性うつ病）の可能性もある。双極性があれば双極型と同様に抗うつ薬よりも気分安定薬による治療が必要となる。

●抑うつ型であれば，抗精神病薬による治療を継続しつつ，うつ病と同様に抗うつ薬による治療を追加することを検討する。隠れた双極型である可能性にも注意を要する。

●双極型であれば，抗精神病薬による治療を継続しつつ双極症と同様に気分安定薬による治療を追加する，または，使用している抗精神病薬を双極症にも有効な非定型抗精神病薬に変更するかを検討する。

●抗うつ薬の中でも，フルボキサミンやパロキセチンは肝酵素を強力に阻害し，抗精神病薬によっては血中濃度が想定外に高まるため避けるか，慎重に使用する。

●気分安定薬の中でもカルバマゼピン（テグレトール®）は肝酵素を強力に誘導し，抗精神病薬の血中濃度を想定外に下げるため避ける。

◎統合失調症と鑑別すべき疾患

●幻覚や妄想は，統合失調症以外でも生じうる。統合失調症が疑われたとき，下記の障害の可能性も考えよ。

気分症

●抑うつ状態に伴う微小妄想，躁状態に伴う誇大妄想が典型的だが，気分症に他の妄想も伴いうる。

●双極症/うつ病に妄想を伴うのであれば「精神症性の特徴を伴う双極症」または「精神症性の特徴を伴ううつ病」と診断する。

●統合失調症の経過の中で気分症が生じるのであれば統合失調感情症と診断する。

身体醜形症

●自分が醜いと確信する障害。

●その強い信念は妄想と解釈され統合失調症に準じた治療が試みられがちだが，実際には強迫症に近い存在と考えられる。治療薬は抗精神病薬よりも SSRI が優先される。

ナルコレプシー

●突然に眠り込む睡眠発作や，感情の高ぶりに伴い脱力する情動脱力発作が主症状だが，寝入りばなに入眠時幻覚，起き抜けに出眠時幻覚が生じることがある。

物質の乱用や離脱

●覚せい剤などの物質の中毒状態，アルコール離脱，ステロイドの使用など，物質の影響で幻覚や妄想が生じることがある。

てんかん精神病

●てんかんに伴い幻覚や妄想が生じるパターンとして，(1) てんかんの発作として生じる，(2) てんかん発作が頻発した後に生じる，(3) てんかん発作の間欠期に生じる，がありうる。

●てんかんの治療自体が有用であることもあれば，抗精神病薬の併用を要することもある。

知覚変容発作

●抗精神病薬を使用している者に，音が大きく聞こえる，色が鮮やかに見える，物の形が鮮明に感じられるなどの「知覚過敏化」，音/周囲/人が迫ってきて圧倒されるように感じられるなど「外界相貌化」，物が大きく/小さく/遠く/近くに感じる「空間構造の潰乱」，体の一部が伸びて/縮んで感じられたり，体が浮いて感じられたりする「身体感覚異常・身体図式障害」などの奇妙な体験が，数分〜数時間の発作として生じるものである。
●夕方など一日の疲れがたまった頃に生じやすく，睡眠などで急速に軽快する。
●短期的にはベンゾジアゼピンで対処できるが，多量の抗精神病薬で生じやすく，抗精神病薬の減量を要する。
●似た病態として，薬剤ではなく脳器質的な原因で生じる不思議議の国のアリス症候群もある。

音楽性幻聴

●聴力障害で生じることが多く，外界由来の聴覚情報と頭に浮かぶ音楽のバランスが，聴覚障害によって崩れて，抑えがきかずに頭に音楽が浮かび続けるもの。聴力障害が原因であれば，抗精神病薬による治療は無効である。

シャルル・ボネ症候群

●視覚障害者に生じる幻視のことであり，後天的な視力障害で生じる。人，物，幾何学模様など，見えるものはさまざまである。
●外界由来の視覚情報と記憶由来の視覚イメージのバランスが，視覚障害によって崩れて記憶由来のイメージが，抑えがきかずに出てくるもの。抗精神病薬による治療は無効である。

認知症

●脳器質的な変化や認知機能の障害などに伴い幻覚や妄想が生じることがあり，特にレビー小体型認知症で生じやすい。
●人物誤認，嫉妬妄想，物盗られ妄想，幻の同居人などが生じうる。

レストレスレッグス症候群(むずむず脚症候群)

●夜に足がむずむずすることから皮膚寄生虫妄想に至ることがある。

◎病的多飲水，水中毒

●入院した統合失調症患者の 10%に病的多飲水，3% に水中毒による低ナトリウム血症が生じるといい，統合失調症患者の多い病棟では注意して状態把握に努める。飲水行動や症状から気づく必要がある。

●多飲水を繰り返している患者であれば，朝と午後に体重を測定し，その差を観察する。多飲水が明らかなときや，午後の体重が朝に比べて 10% 増えていたときはただちに飲水を禁止する(場合によっては隔離を要することもある)。血液検査でナトリウムの濃度を確認する。

●血清ナトリウム 120 mEq/L 以下では致死的な問題が生じうるため，120〜125 mEq/L を目指した補正を開始する。1 時間に 1.5 mEq/L 以上の補正は橋中心髄鞘崩壊(不可逆的な意識障害や運動障害など)，1 時間に 1.0 mEq/L 以上の補正は横紋筋融解を招く。1 時間の速度だけでなく，1 日あたりの補正量が過剰でも合併症が生じうる。

✍ プラン

血清ナトリウム 120 mEq/L 以上かつ脳浮腫による症状が生じていなければ，飲水制限で経過を観察する。血清ナトリウム 120 mEq/L 以下(または脳浮腫に伴う症状が生じている状態)であれば，(下記の方法で作成した)3% 食塩水を点滴 50〜100 mL/h で開始し，2 時間ごとにナトリウム濃度を確認する。補正の速度は 1 時間に 0.5〜1.0 mEq/L 程度，1 日で 5 mEq/L 程度に抑え，120〜125 mEq/L を目標とする。

処方例) 以下のいずれかで 3% 食塩水を作成する。

□生理食塩水 500 mL から 100 mL を捨て，10% 食塩水を 120 mL 加えて混合する。

□10% 食塩水を 30 mL と 5% ブドウ糖 70 mL を混合する。

●多飲水の原因にはさまざまなものがあり，病的体験や認知機能の低下によることもあるが，薬物の抗コリン作用による口渇，慢性的なドパミン D_2 遮断によるアンジオテンシンⅡを介した口渇，脳浮腫に伴う酩酊感への依存も多飲水を招きうる。

●背景を吟味しつつ，その行動を変えるよう本人や周囲と話し合い，薬物の影響が疑わしければ，その変更を検討する。

◎カタトニア

●カタトニア(catatonia)は，以前は統合失調症の症状と考えられていたが，現在では統合失調症や気分症，解離症などのさまざまな精神障害で生じる症候群と考えられている。

●精神障害ではなく，電解質の不均衡や脱水，代謝系の異常，脳炎などの身体的な問題が原因である可能性には注意を要し，たとえ精神障害の存在がすでに判明している患者であっても，いきなり精神障害によるカタトニアという診断に飛びつくべきではない。その上で，次の 3 つ以上の存在でカタトニアと診断する。

□昏迷
□カタレプシー(与えられた姿勢を保ち続ける)
□蝋屈症(他人が体を動かすと抵抗があるがゆっくりと動く。鉛管様)
□無言
□拒絶(周囲の指示・関わりに対する抵抗や無視)
□姿勢保持(自発的に姿勢を保つ)
□衒奇症(げんき)(奇妙でおおげさな動作)
□常同症(反復的で，異常に頻繁な，目的志向性ではない動き)
□焦燥
□しかめ面

2

□反響言語(他者の話の模倣)
□反響動作(他者の動作の模倣)

- 無言や無動，昏迷は特異性が低い症状であり，過剰診断には注意を要する。
- 背景の疾患に加えて「双極症に伴うカタトニア」「肝性脳症に伴うカタトニア」などと記載する。

> ✍ **プラン**
> (上記の症状から 3 つ以上を記載)が認められカタトニアといえ，(背景となる疾患を記載)の経過中に生じており，(背景となる疾患を記載)に伴うカタトニアと診断する。

- ベンゾジアゼピンが治療の主体となる。ただし，その長期的な効果はなく，**漫然と継続することは避ける**。かつては統合失調症の症状と考えられ抗精神病薬による治療が優先されていたが，抗精神病薬は推奨されず，カタトニアの間は一時的な中止も検討する。実施可能な施設であれば，電気けいれん療法も検討する。

> ✍ **プラン**
> ベンゾジアゼピンを使用する。カタトニアが改善した後，漸減・中止する。
> 抗精神病薬の一時的な中止を検討する。
> **処方例)** 下記のいずれか。
> □ロラゼパム(ワイパックス®)1 日量 1〜3 mg を分 2〜3。
> □ジアゼパム(セルシン®)1 日量 10〜30 mg を分 2〜3。
>
> 重症例やベンゾジアゼピンで十分に改善しない例では，電気けいれん療法を行う。その際，ベンゾジアゼピンが使用されていればベンゾジアゼピン拮抗薬フルマゼニル(アネキセート®)を電気けいれん療法の直前に用いることを検討する。

すみやかな改善を得るためにはベンゾジアゼピンの静脈注射を検討する。
鎮静に至る最低量で済ませるべく静脈注射は 2 分以上かけて緩徐に行う。呼吸抑制が生じる可能性に備えてバッグバルブマスク(アンビューバッグ®)とパルスオキシメータ，ベンゾジアゼピン拮抗薬フルマゼニル(アネキセート®)を準備する。静注中止後 1 時間は慎重に経過をみる。
処方例)
□ジアゼパム(セルシン®)5 mg 1A 緩徐に静脈注射。
効果が不十分であれば，繰り返すことも検討するが，その際には呼吸抑制の可能性により注意する。

■抗精神病薬使用中の「錐体外路症状」

◎概要

- ●抗精神病薬の使用中に錐体外路症状が生じることがある。その程度を把握する上で DIEPSS(薬原性錐体外路症状評価尺度)を用いて評価を繰り返すといい。
- ●錐体外路症状を呈する疾患には下記がある

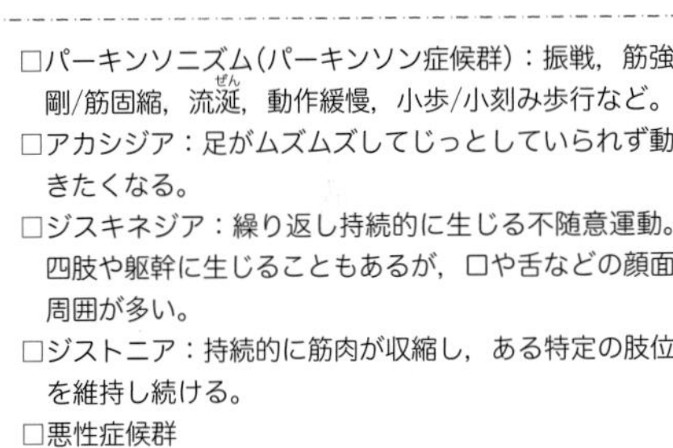

□パーキンソニズム(パーキンソン症候群)：振戦，筋強剛/筋固縮，流涎，動作緩慢，小歩/小刻み歩行など。
□アカシジア：足がムズムズしてじっとしていられず動きたくなる。
□ジスキネジア：繰り返し持続的に生じる不随意運動。四肢や躯幹に生じることもあるが，口や舌などの顔面周囲が多い。
□ジストニア：持続的に筋肉が収縮し，ある特定の肢位を維持し続ける。
□悪性症候群

◎パーキンソニズム

3

✍プラン
抗精神病薬の減量や変更を検討する。いずれも困難であれば，抗パーキンソン病薬を併用する。便秘や口渇，排尿障害などの副作用の出現に注意して経過をみる。
処方例） 下記のいずれか。
□ビペリデン(アキネトン®)1 日量 2 mg を分 2 で開始し，不十分であれば 1 日量 6 mg までの範囲で漸増する。
□トリヘキシフェニジル(アーテン®)1 日量 2 mg を分 2 で開始し，不十分であれば 1 日量 10 mg までの範囲で漸増する。

●緑内障(特に狭隅角緑内障)や重症筋無力症に，上記の抗コリン性の抗パーキンソン病薬は禁忌である。

◎アカシジア

●喘息や低血圧など，その使用に問題となる理由がなければ β 遮断薬が第一選択薬である。

✍プラン
抗精神病薬の減量や変更を検討する。いずれも困難であれば，薬物を追加する。
処方例） 下記のいずれか。
□プロプラノロール(インデラル®)1 日量 30 mg 分 1 で開始し，不十分であれば増量し，1 日量 60 mg を分 2 で使用する。
□ビペリデン(アキネトン®)1 日量 2 mg を分 2 で開始し，不十分であれば 1 日量 6 mg までの範囲で漸増する。
□クロナゼパム(リボトリール®)1 日量 0.5～1 mg で開始し，不十分であれば増量し，1 日量 2～6 mg を分 1～3 で使用する。

早急な対応が必要であれば注射剤を用いる。
処方例）
□ビペリデン(アキネトン®)5 mg を筋肉注射。

3

◎ジスキネジア

✍プラン
抗精神病薬を減量または中止する。その際，一時的にはジスキネジアが増悪するが，長期的には改善が期待できることを本人に説明する。
定型抗精神病薬で生じた際は，非定型抗精神病薬に変更する。
抗コリン性の抗パーキンソン病薬の使用は増悪させるため避ける。
バルベナジン（ジスバル®）の使用を検討する。高額であり，あらかじめ自立支援医療などの制度の利用を確認しておく。使用する場合，1日量40 mg分1で開始し，効果と忍容性をみて1日量40 mgまたは80 mgを継続する。傾眠やパーキンソン症候群に注意して経過をみる。

●早期に軽快しないものは長期化しやすい。ビタミンEやベンゾジアゼピンが有効である可能性が指摘されている。

◎ジストニア

✍プラン
抗精神病薬をすぐに減量または中止する。
定型抗精神病薬で生じた際は，非定型抗精神病薬に変更する。抗パーキンソン病薬を併用する。便秘や口渇，排尿障害などの副作用の出現に注意して経過をみる。
処方例） 下記のいずれか。
□ビペリデン（アキネトン®）1日量2 mgを分2で開始し，不十分であれば1日量6 mgまでの範囲で漸増する。
□トリヘキシフェニジル（アーテン®）1日量2 mgを分2で開始し，不十分であれば1日量10 mgまでの範囲で漸増する。

●早期に軽快しないものは長期化しやすい。

3

◎悪性症候群

●抗精神病薬の使用下で，強い筋強剛を主とした錐体外路症状が生じ，高熱や血清 CK 高値，意識障害，自律神経症状(発汗，頻脈，動悸，血圧変動など)を伴う病態である。

●診断には下記の基準を用いる。

Levenson らの診断基準

「大症状が 3 つ」または「大症状が 2 つと小症状が 4 つ」で確定診断

大症状

□発熱
□筋強剛
□ CK 上昇

小症状

□頻脈
□血圧の異常
□頻呼吸
□意識変容
□発汗過多
□白血球増多

●発生頻度は低いが，生じれば死にも至りうるため，確定診断に至らずとも疑われた時点で対応を始めるべきである。

✍プラン

抗精神病薬をただちに中止する。点滴を留置し，電解質を補正する。発熱に対し，消炎鎮痛薬の使用を避け，体表から冷却する。

処方例) 下記のいずれか。

□ダントロレンナトリウム(ダントリウム®)40 mg を点滴静注し，不十分であれば 20 mg ずつ追加して 200 mg/日までの範囲で使用する。7 日以内に中止する(または経口薬に変更する)。
□ブロモクリプチン(パーロデル®)1 日量 7.5 mg を分 3 で。

不安が強く，意識が保たれていれば，ベンゾジアゼピンの一時的な使用を検討する。
□クロナゼパム(リボトリール®)1 日量 1〜6 mg を分 1〜3 で。

■強い不安やパニックが生じる「不安症」

◎概要

●不安で仕方がなくなる障害が「不安症(anxiety disorder)」としてカテゴライズされている。これに近い存在としては，何かが気になって仕方がなくなる強迫症や，重大な心的ストレスの後に生じる心的外傷後ストレス症(PTSD)がある。

●その多くが SSRI による治療の対象である。若年への SSRI の使用が希死念慮を招く危険性には注意が必要だが，若年でなければ精神科や心療内科を専門にしていない医師でも SSRI を試みることに大きな問題はない。

●その一方で，抗不安薬は精神科や心療内科を専門にしていない医師でも処方されることは多いが，短期的には使いやすく効果が分かりやすい一方で，長期的な使用が依存性を招き，その減量や中止をしそびれることが多く，安易な使用は慎むべきである。

●診療報酬上，抗不安薬は 2 剤まで，抗不安薬と睡眠薬あわせて 3 剤までの併用が認められ，それを超す併用は減算される。

●臨床的な重症度が高ければ，精神科や心療内科への紹介を要することになるだろう。

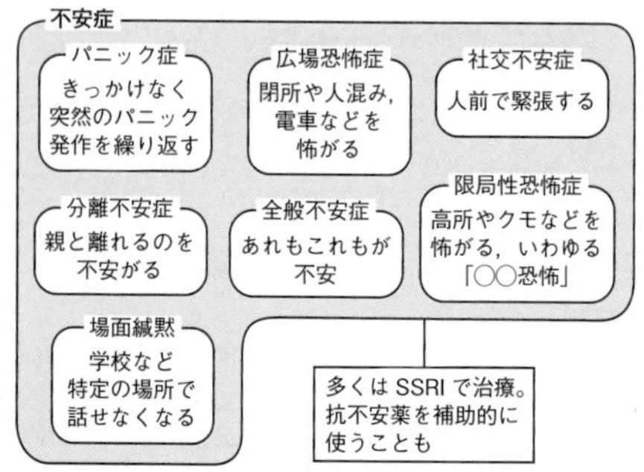

●不安症によくみられる症状としてパニック発作がある。**パニック発作＝パニック症ではない点に注意。**

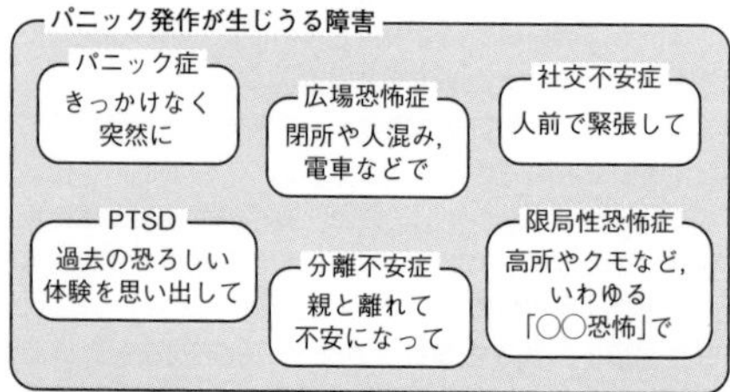

◎パニック発作

●パニック発作(panic attack)は，**強い恐怖感・不安感が急激に(数分間で)生じ，しばらくして軽快する**という経過が診断の必須条件である。数時間続くような不安はパニック発作とはいえない。

●呼吸困難感や胸苦しさなどを訴える患者をみた際，**すぐパニック発作の診断に飛びついてはならない。**疑うべきは「ワーストがファースト」，すなわち心不全や呼吸不全などの**生命の危険を伴う身体的な問題を必ず先に考えよ。**最も見落としていいのがパニック発作である……それは絶対に死なず，待てば自然と治まるものだからだ。

●強い恐怖・不安が生じている数分のうちに，後述のような身体症状が起こる。**不安も恐怖も伴ったことのない身体症状であれば，身体疾患をより強く疑うべきである。**血液酸素飽和度や心電図，胸部単純撮影，血液検査など，身体的な原因検索を優先せよ。もちろん，ただ身体症状につき不安を抱く人(例：急性心不全で「私はもうダメではないか」と不安な人)をパニック発作と呼んではならない。

●身体的な問題が否定されたとき，パニック発作について検討せよ。

●「過換気発作」などと一部の症状だけを扱って他の症状を無視するのは賢明ではない。パニック発作と呼ぶには，下記の 13 の症状のうち 4 つ以上が必要である。

□息苦しさや息切れ
□喉が詰まったような窒息感
□心臓の症状(動悸，心悸亢進，頻脈)
□腹部の症状(痛みや不快感)
□胸部の症状(嘔気や不快感)
□発汗
□身震いや振戦
□めまいやふらつき，気が遠くなる感じ
□ぞっとするような寒気や火照ったような熱感
□感覚の麻痺やうずくような異常感覚
□現実感消失や離人感
□抑えがきかなくなりそうな恐怖や，どうにかなってしまいそうな恐怖
□死への恐怖

✍アセスメント

急激に強まる不安に伴い，(上記の症状から 4 つ以上を記載)が生じ，身体的原因は指摘できず「パニック発作」と診断

する。

◆ポイント

- パニック発作では，窒息感と呼吸困難感から過換気を起こすことが多く，その点だけに注目して「過換気発作」という語が用いられることもある。過換気を続けた結果としての呼吸性アルカローシスにより生じた手足のしびれ，口のしびれ，胸部苦悶感，動悸，空気を吸い込めないような苦しさ(空気飢餓感)などは過換気症候群と呼ばれる。
- パニック発作だと診断がついたら「すべき」という治療はない。多くは 20～30 分，長くても 1 時間以内に自然と治まる。時間が経てば無事に終わる体験を本人と医療者が共有することは，今後のパニック発作への不安を和らげうる。
- かつては過呼吸による過度な炭酸ガス喪失を防ぐため紙袋を口に当てるペーパーバッグ法が用いられていたが，過換気後低呼吸による失神や死亡のリスクがあるため，これを避けるか，紙袋を渡すとしても端を切って小さな穴を開けた紙袋を与える。
- ベンゾジアゼピン系の抗不安薬を用いるのも手だが，抗不安薬は症状をいくらか軽くし，少しだけ早く治まるよう助ける程度のものと理解し，抗不安薬で解決しようとしないこと。

✍ プラン

本人の不安に共感的に対応し，指摘できる身体的な異常はなく，生命の危険がないことを伝える。「パニック発作は必ず無事に時間とともに軽快する」と本人に伝え，その体験を本人と共有する。

必要があれば抗不安薬を頓用。ただし，依存が生じるリスクを避けるべく，過量の使用や常用に注意し，その目標を不安の「解消」ではなく「軽減」におく。

処方例）下記のいずれか。

□アルプラゾラム（ソラナックス®，コンスタン®）0.4〜0.8 mg 不安時頓用。
□ロラゼパム（ワイパックス®）0.5〜1 mg 不安時頓用。

不安時頓用が実質的な常用にならないよう注意する。

●「パニック発作＝パニック症」ではなく，**パニック症はパニック発作を引き起こす代表的疾患にすぎない。**発作の対処の後，パニック発作をもたらした疾患を診断せよ。
●身体的原因を除外してパニック発作と診断した後も，さらに身体疾患を疑う必要がある。甲状腺機能の低下/亢進，心疾患や呼吸器疾患がパニック発作を繰り返し引き起こしうることに注意して診断を進めよ。
●精神障害であれば，主に下記のものが挙げられる（各疾患の詳細は後述）。

□パニック症
□広場恐怖症
□社交不安症
□分離不安症
□限局性恐怖症
□ PTSD*

＊「ストレス因関連症候群」（p.101）で詳述。

●上記のパニック症以外の診断がついたら，「**パニック発作を伴う○○症**」などと診断せよ。

◎パニック症

●きっかけもなくいつまた起きるかもしれない発作に怯えるのが**予期不安**という症状である。「閉所」「人混みや人の列」「公共交通機関」「広い場所」「単独外出」のうち２つ以上を恐れる**広場恐怖**を，パニック症（panic disorder）の半数が伴う。これを確認し，あれば併存する疾患として「パニック症，広場恐怖症」と併記せよ。

4

✍アセスメント
状況によらず予期せぬタイミングでパニック発作を繰り返し，予期不安を伴っており，それらの原因となる身体的異常を伴わず「パニック症」と診断する。

- ●睡眠中にパニック発作で目覚める者もいる。パニック症では二酸化炭素感受性が高まっており，睡眠時パニック発作があれば睡眠時無呼吸の可能性を検討せよ。
- ●適応を有するSSRIはパロキセチン(パキシル®)とセルトラリン(ジェイゾロフト®)である。
- ●中には，すでに多量の抗不安薬が長期的に用いられ依存が生じていることもあり，抗不安薬の常用が不安耐性を弱める可能性も指摘されている。「薬で不安を減らしていたはずが，薬がないと不安な状態が生じている」ことを説明し，ごくわずかずつ漸減を試みよ。

✍プラン
パニック発作に伴う不安に対して共感的に対応するとともに，パニック発作で死ぬことはないことを説明する。
不安・緊張により，呼吸の変化や脈拍の増加などの生理的な変化が生じ，身体に起きた変化から死などの破局的な連想が生じ，それが不安・緊張をさらに高めて……という悪循環が生じていることを説明する。
身体に起きた生理的な変化(呼吸の変化や脈拍増加など)が，実際に破局的な結果をもたらすことがないことを説明する。日頃からの短時間の運動(短距離のダッシュ，階段の上り下り，早いスクワットなど)を通して，生理的な変化を自ら引き起こすことで生理的変化と破局的結果の連想を和らげるよう指導する。
不安・緊張を自ら和らげる方法として，漸進的筋弛緩法や自律訓練法などのリラグゼーション法を指導する。
その他，カフェインを避けた生活を助言する。
SSRIを少量から開始し，忍容性と効果をみながら増量する。十分な効果が得られたら，その量を継続する。寛解して1年間が経過したら，漸減や中止を試みることを本人と検討する。本人が維持治療を希望したら，または，漸減や中止で再燃するようであれば，もとの量を長期的に維持する。必要があれば**抗不安薬**を併用する。ただし，依存が生じるリスクを避けるべく，常用は数週で終え，過量の使用に注意し，その目標を不安の「解消」ではなく「軽減」におく。不安時頓用が実質的な常用にならぬよう注意する。
処方例）「不安症の薬物治療：共通事項」(p.82)を参照。

◎広場恐怖症

●すぐに**逃げ出せない**，または，何かあってもすぐ**助けが来ない**ような下記の状況のうち，不安でしょうがないものが2つ以上ある場合に広場恐怖症(agoraphobia)と診断される(1つだけであれば「限局性恐怖症」と診断する)。

□すぐ逃げ出せない場所(美容院や映画館，MRIなど)
□人混みや人の列
□公共交通機関(バスや電車など)
□広い場所(大きな駐車場など)
□単独外出

✍アセスメント
(上記の状況から2つ以上を記載)で強い不安が生じ，我慢や回避を要しており「広場恐怖症」と診断する。

●パニック症に準じたSSRI(や抗不安薬)による治療を試みる。

✍プラン
社会生活の範囲を狭めず，少しずつでも広げられるよう，恐怖の対象となる状況をできる範囲で回避せず暴露して慣らすよう助言する。

4

◎全般不安症

- いわば極端で病的な心配性のこと。**なんでもかんでも，ずっと**(半年以上)，**いつも**不安でしかたがないもの。
- 具体的な物や状況に対する一般的な不安や恐怖と異なる，明確な対象がない曖昧なその心配は予期憂慮と呼ばれる。
- その予期憂慮に下記の３つ以上を伴うことで診断される。

□落ち着きのなさ/緊張感/過敏
□疲労感
□集中困難/頭が真っ白になる
□いらだたしさ
□筋肉の緊張
□睡眠障害

✍アセスメント
特定の主題に限定されずさまざまな物事に対して不安が頻繁に生じて抑えがたく，不安に伴い(上記から３つ以上を記載)が生じており「全般不安症」と診断する。

- 適応を有する薬はないが，SSRI や SNRI が有効である。

✍プラン
SSRI か SNRI を少量から開始し，忍容性と効果をみながら増量する。十分な効果が得られたら，その量を少なくとも１年以上継続する。
必要に応じて**抗不安薬**を併用するが，依存のリスクを避けるべく過量の使用や常用に注意し，目標を不安の「解消」ではなく「軽減」におく。不安時頓用が実質的な常用にならぬよう注意する。
可能であれば認知行動療法を試みる。
処方例)「不安症の薬物治療：共通事項」(p.82)を参照。

◎社交不安症

●人前で話したり食事したりする際に緊張・不安が強すぎるのが社交不安症(social anxiety disorder)である。

> ✍アセスメント
> 人前での話や食事などの対人場面で過度に緊張・不安が強まり，我慢や回避を要しており「社交不安症」と診断する。

●重症度の評価や状態の推移の把握には，自記式の評価尺度LSAS-J＊を用いる。

●治療の主剤はSSRIであり，適応があるのはエスシタロプラム(レクサプロ®)，パロキセチン(パキシル®)，フルボキサミン(デプロメール®，ルボックス®)である。

> ✍プラン
> SSRIを少量から開始し，忍容性と効果をみながら増量する。必要に応じて**抗不安薬**を併用するが，依存のリスクを避けるべく過量の使用や常用に注意し，目標を不安の「解消」ではなく「軽減」におく。不安時頓用が実質的な常用にならぬよう注意する。
> 可能であれば認知行動療法を試みる。あえて苦手な対人場面に少しずつ曝露して慣らすことを試みる。
> **処方例)**「不安症の薬物治療：共通事項」(p.82)を参照。

＊LSAS-J(エルサス)(Liebowitz social anxiety scale)：社交不安症の程度を評価する自記式の評価尺度。社交不安症患者が不安・緊張を抱きやすい24の行為状況と社交状況が挙げられ，それらに対する不安と回避行動の程度を0〜3で評価し，その合計で評価する。144点満点中，42点以上は社交不安症と考えられ，95点以上ともなると社会生活が不能になりうる。

●社交不安は「対人恐怖」とも呼ばれ，これを緊張型対人恐怖と確信型対人恐怖の2つに分類する考え方がある。「緊張型対人恐怖」はいわゆる社交不安症の中核に相当する。

「確信型対人恐怖」は対人場面で，自分の視線，赤面すること，顔の特徴，表情，臭いなどが，相手を不快にさせていると確信し，対人場面を恐れて避けようとするものを指し，自己視線恐怖，自己臭恐怖，醜形恐怖の概念を含みうる。

◎限局性恐怖症

●限局性恐怖症(specific phobia)とはいわゆる「○○恐怖症」のこと。以下のタイプが存在する。

□動物(虫，犬など)
□自然環境(高所，雷，水など)
□血液・注射・負傷(採血など)
□状況(エレベーター，閉所など)
□その他

✍アセスメント
(上記のタイプを記載)で強い不安が生じ，我慢や回避を要しており「限局性恐怖症，(上記のタイプを記載)」と診断する。

●認知行動療法(暴露療法)が有用とされ，SSRI(や抗不安薬)が有効なこともある。

✍プラン
社会生活の範囲を狭めず，少しずつでも広げられるよう，恐怖の対象をできる範囲で回避せず，可能な範囲から少しずつ暴露して慣らすよう助言する。本人と相談し，希望があれば**SSRIや抗不安薬**を試みる。効果がなければ漫然と継続せず中止する。可能であれば認知行動療法(暴露療法)を試みる。
処方例）「不安症の薬物治療：共通事項」(p.82)を参照。

◎分離不安症

分離不安症(separation anxiety disorder)は，親などの保護者から離れることに過剰な不安が生じるものである。下記の3つ以上で診断される。

□(保護者から)離れるのは不安でイヤだ
□(保護者が)どこか行っちゃったらどうしよう
□(自分が)連れて行かれちゃったらどうしよう
□不安だから出かけるのはイヤ
□一人でいるのもイヤ
□一人で寝るのもイヤ
□怖い夢をみちゃう
□不安で頭とかおなかとか痛い，吐きそう

●多くは小児で生じる問題だが，ときに大人にも生じる。
●「自分の子/妻/夫に何かあったら心配」とばかりに，自分が保護する対象から離れられない成人もありうる。
●心理・社会的な治療が主体となる。特に子どもであれば無闇に向精神薬を用いるべきではない。十分な知見が存在しないが，SSRI(や抗不安薬)が試みられることもある。

◎場面緘黙(かんもく)(選択性緘黙)

●家では普通にしゃべるのに幼稚園・保育園・学校ではまったくしゃべらないなど，しゃべれないわけではないのに特定の社会的な状況ではまったくしゃべれないもの。
●学校のすべての場面で話せないばかりでなく，特定の友人や先生とはしゃべれても，それ以外の人とは学校でしゃべらないなど，その程度はさまざま。習い事や病院の診察室など，その場所もさまざまである。
●緊張しすぎて動けなくなる「緘動」が生じることもある。
●「しゃべらなきゃ」と思って緊張が高まり，ますますしゃべれなくなりがち。話せなくても安心してその場を過ごせるようにしつつ，わずかずつ慣らすことを目指す。

4

◎双極症に併存する不安症

●不安症が双極症に併存することは少なくないが，これは双極症が抑うつ状態にあるときに多く，平常気分にあるときには少なく，したがって双極症に対する十分な量・種類の気分安定薬による治療を優先すべきである。

●不安症は多くがSSRIで治療されるが，双極症に併存している場合，その急速交代化などの不安定化を招くため推奨できず，使用するとしても慎重な使用が求められる。

●残存する不安に対し，ベンゾジアゼピン系薬は推奨しがたく，過量にならない範囲での抗精神病薬やガバペンチンの追加が検討される(ただしガバペンチンは適応外であり，他の抗てんかん薬との併用を要し，適応疾患の関係から炭酸リチウムとの併用が困難である点に注意を要する)。

◎不安症の薬物治療：共通事項

●不安症であるパニック症，社交不安症，全般性不安症の薬物治療は概ね共通している。保険適応でいえば，パニック症に適応のある抗うつ薬はパロキセチンとセルトラリン，社交不安症に適応のある抗うつ薬はエスシタロプラム，パロキセチン，フルボキサミンである。ただし，適応を有す上記以外のSSRIが医学的に間違いというわけではない。

●抗うつ薬の使用時，特に三環系・四環系やエスシタロプラムでは，QT延長が生じることがある。QTが450ミリ秒を超えないよう気をつけ，延長やその傾向があれば減量や中止を検討する。

●低ナトリウム血症が生じるようであれば，SNRIやNaSSAへの変更や，抗うつ薬の中止を検討する。

✍プラン

SSRIを少量から開始し，忍容性と効果をみながら1週間ごとに漸増する。開始や増量の際，2～3割で嘔気などの消化器症状が生じ，そのほとんどが2～3日間で消退することを伝える。嘔気が過度に強く生じた際にはしばらくモサプリド(ガスモチン®)1日量15 mgを分3で併用する。

眠気やふらつきなどの副作用が生じうることを伝える。

処方例） 下記のいずれか。

□エスシタロプラム（レクサプロ®）1日量10 mg 分1から開始し，最大1日量20 mg 分1まで試みる。

□パロキセチン徐放錠（パキシルCR®）1日量12.5 mg 分1夕食後で開始し，12.5 mgずつ漸増し，最大1日量50 mg 分1夕食後まで試みる。

□パロキセチン（パキシル®）1日量10 mg 分1夕食後で開始し，10 mgずつ漸増し，最大1日量40 mg 分1夕食後まで試みる。

□フルボキサミン（デプロメール®，ルボックス®）1日量50 mgを分2で開始し，50 mgずつ漸増し，最大1日量150 mgを分2まで試みる。

□セルトラリン（ジェイゾロフト®）1日量25 mg 分1から開始し，25 mgずつ漸増し，最大1日量100 mg 分1まで試みる。

使用中，QT延長の有無を確認すべく心電図を繰り返し，低ナトリウム血症などの身体的問題の有無を確認すべく血液検査を繰り返す。

必要に応じて抗不安薬を併用するが，依存のリスクを避けるべく過量の使用や常用に注意し，目標を不安の「解消」ではなく「軽減」におく。

処方例） 下記のいずれか。

□ロフラゼプ酸エチル（メイラックス®）1日量1～2 mg 分1を併用し，数週後に漸減し中止を試みる。

□アルプラゾラム（ソラナックス®，コンスタン®）0.4～0.8 mg 不安時頓用。

□ロラゼパム（ワイパックス®）0.5～1 mg 不安時頓用。

不安時頓用が実質的な常用にならないよう注意する。

5

■○○せずにはいられない「強迫症」

◎概要

●何かが気になってしょうがなくなる障害として，強迫症を代表とした以下のものが挙げられる。

- □１つのことが気になってしょうがない→「強迫症」
- □自分の顔が醜く思えてしょうがない→「身体醜形症」
- □家にある物が必要に思えてしょうがなくて捨てられない→「ためこみ症」
- □自分の毛を抜きたくてしょうがない→「抜毛症」
- □自分の肌をむしりたくてしょうがない→「皮膚むしり症」

●患者は自身の「気になってしょうがない」状態が合理性を欠くことを自覚している（でも気になってしょうがない）場合が多い。

●不安を訴える患者につい処方したくなりがちな**抗不安薬を安易に処方することは控えること。**強迫症や身体醜形症であれば，まず処方すべき薬物はSSRIであり，症状が十分に軽減するまで，または認められる最大限まで試みるべきである。ためこみ症，抜毛症，皮膚むしり症については十分な知見はなく，むやみな薬物治療は控えること。

●いずれの障害に対しても，「気にしない」よう説得することは避け，症状に伴う苦痛に共感的に対応することが重要である。

●SSRIで十分に効果が得られないときやSSRIを用いないときには，認知行動療法が必要となり，精神科医や心療内科医，臨床心理士による対応が必要となるだろう。

◎強迫症

●そう考えずにはいられない**強迫観念**（例：手が不潔ではないか，鍵をかけ忘れたのではないか）と，その考えに基づき，せずにはいられない**強迫行為**（例：手を洗わずにいられない，鍵をかけたか何度も確認せずにいられない）が強迫症

(obsessive-compulsive disorder) 診断の根拠となる。強迫観念とは，そう思えてしまいながら不合理性を自覚しているのが基本だが，不合理性の自覚が失われて妄想的確信に至っていることもありうる。

●次に症状を例示する。

- □手が不潔かもしれないと恐れる→「不潔恐怖」
- □不潔恐怖で手を洗わずにいられない→「洗浄強迫」
- □確認せずにいられない→「確認強迫」
- □人に危害を加えてしまう/しまったのではないかと恐れる→「加害恐怖」
- □強迫行為の反復により次の行動に移れなくなる→「強迫性緩慢」
- □ドアを閉めるときのカチャッという感覚や服の袖に腕を通す感覚，自分が書いた字の形など，自分が納得する形でないものに対して，気持ち悪さや落ち着かない感じを抱き，自分がしっくりくるまでやりなおしたくなる→「まさにピッタリ感」
- □自分の行動について記憶を思い返すなど，心の中での確認強迫→「メンタルチェッキング」
- □客観的に目に見える強迫行為には及ぶことがなく，頭の中で記憶を確認したり，汚れた思考を浄化しようと念仏を唱えたりするなど，心の中での強迫行為だけが行われる→「純粋強迫観念」

✍アセスメント

「(強迫観念の内容を記載)」という強迫観念に支配され，(強迫行為を記載) せずにいられない強迫行為に及んでおり「強迫症」と診断する。

●抗うつ薬の使用時，QT 延長が生じることがある。QT が 450 ミリ秒を超えないよう気をつけ，延長やその傾向があれば減量や中止を検討する。

●強迫症の抗うつ薬による治療には，うつ病やパニック症などと比べて高用量を要することが多い。

✍プラン

強迫症状に伴う苦痛につき共感的に対応する。強迫観念と強迫行為の不合理性を本人と確認する。不安の解消とするための強迫行為(例：洗浄，確認)や回避(例：不潔に思えるものを触らない)の常態化が，その行為・回避をしないことにより不安が生じる状態を招いていることを説明し，「安全」のための行為·回避はしても「安心」のための行為·回避は減らすことに努めるよう指示する。

強迫観念や強迫行為を引き起こすさまざまな刺激をリストアップさせ，それぞれに対する不安の強さについて，不安がない0から想像しうる最高の不安100の間の点数をつけさせた不安階層表を作成する。そこで挙げられた中でも，不安の程度が軽い状況から順に，患者自ら曝露させ，一時的に高まった不安が強迫行為に及ばなくても時間とともに減っていく過程，そして，それを繰り返すうちに慣れていく過程を体験させる認知行動療法の一種，曝露反応妨害法を指導する。

SSRIを少量から開始し，忍容性と効果をみながら1週間ごとに漸増する。開始や増量の際，2～3割で嘔気などの消化器症状が生じ，そのほとんどが2～3日間で消退することを伝える。嘔気が過度に強く生じた際にはしばらくモサプリド(ガスモチン®)1日量15 mgを分3で併用する。眠気やふらつきなどの副作用が生じうることを伝える。

処方例) 下記のいずれか。

□パロキセチン(パキシル®)1日量10 mg分1夕食後で開始し，10 mgずつ漸増し，最大1日量50 mg分1夕食後まで試みる。

□フルボキサミン(デプロメール®，ルボックス®)1日量50 mgを分2で開始し，50 mgずつ漸増し，1日量150 mgを分2で試み，場合によっては1日量225 mgまでの増量を試みる。

使用中，QT延長の有無を確認すべく心電図を繰り返し，低ナトリウム血症などの身体的問題の有無を確認すべく血液検査を繰り返す。

強迫症は不安を抱く障害だが，ベンゾジアゼピン系の抗不安薬の使用は一時的に不安を減らすが長期的な改善は得られず，妥当ではない。新たな抗不安薬の使用は避け，すでに使用されていれば可能な範囲で漸減や中止を検討する。

5

●重症度の評価や状態の推移の把握には，Y-BOCS（ワイボックス）（Yale-Brown obsessive-compulsive scale）*を用いる。

*強迫症状につき医療者が質問して評価する尺度。強迫観念と強迫行為それぞれにつき，症状に占められる時間の長さ，社会的障害の度合い，苦痛の強さ，症状にどの程度抵抗しているか，症状をどの程度コントロールできるかを各 0〜4 点で，40 点満点で評価する。自記式の質問紙もある。

●チック症の既往がある患者は「チック関連の強迫症」と診断される。ただ，チックの既往を覚えていない患者や素因をもちつつ明らかなチック症に至らなかった潜在的な患者もありうる。物をまっすぐに並べたり向きをそろえたりピタッとくる感覚を追求したりする「まさにぴったり感（Just Right Feeling）」はチックの関連性をより強く疑う要素となる。チック関連の強迫症は SSRI が効かないことが多く，抗精神病薬が効くことがある。

✍ プラン

十分量の SSRI で十分な効果が得られず，チック関連の強迫症で（ある可能性が）あり，抗精神病薬の併用を試みる。抗精神病薬を少量で開始し，効果と忍容性を観察しつつ増量する。効果が得られれば同剤を継続，効果が得られなければ漸減し中止を予定する。

Y-BOCS を繰り返し，状態の変化の有無を確認する。

処方例） 下記のいずれか。

□アリピプラゾール（エビリファイ®）1 日量 6〜12 mg 分 1 で開始し，最大 1 日量 30 mg まで。

□リスペリドン（リスパダール®）1 日量 1 mg を分 1 で，または 1 日量 2 mg を分 2 で開始し，最大 1 日量 6 mg まで。

●抗精神病薬使用中の注意事項は，統合失調症の抗精神病薬治療に準じる。

●しばしば，患者の家族が本人の強迫行為に巻き込まれていることがある(例：患者本人の指示に従い，一緒に執拗に手を洗ったり，一緒に何度も確認につきあったりする)。それは病状を好転させるものではなく，家族の生活を大きく制約し，その巻き込みは徐々に拡大する可能性があり，患者本人と家族の双方に指導を加える必要がある。

> ✍ **プラン**
> 家族には，病気であり叱って治るものではなく，叱れば不安がより強まり治療が困難になることを説明する。家族が本人の強迫行為に巻き込まれることは一時的な安心を与えるにすぎず，より事態を不安定にさせるため望ましくないと説明する。すでに巻き込まれているのであれば，巻き込まれの限界を設定することから始めて，徐々に巻き込まれを減らすよう助言する。

◎双極症に併存する強迫症

●強迫症が双極症に併存することは少なくないが，これは双極症が抑うつ状態にあるときに多く，平常気分にあるときには少なく，したがって双極症に対する十分な量・種類の気分安定薬による治療を優先する。

●強迫症はSSRIで治療されるが，双極症に併存している場合，その急速交代化などの不安定化を招くため推奨できず，使用するとしても慎重な使用が求められる。

◎身体醜形症

●身体醜形症(body dysmorphic disorder)は醜形恐怖と呼ばれることもある。実際には問題にならない程度の外見の問題にとらわれて，またはまったく問題など存在しないのに「自分は醜いのではないか」という強迫観念にとらわれるものである。

●その妄想的とも呼べるほどのとらわれ様から統合失調症ス

ペクトラムの１つと考えられがちだが，多くは強迫スペクトラムに含まれるものと考えられ，**強迫症に準じた治療**が試みられる。

> ✍ **プラン**
> 実際には醜くはないことを軽く指摘しつつ説得は避け，自らが醜いと思えてしまう苦悩に共感的に対応する。SSRIを少量から開始し，忍容性と効果をみながら漸増する〔詳細は「強迫症」(p.84)に準じる〕。

●本質的に妄想症である可能性にも注意して経過を追い，妄想症であれば抗精神病薬による治療も検討することになるだろう。

◎ためこみ症

●ためこみ症(hoarding disorder)とは，客観的には大して価値もない物でも，何らかの価値を感じて，あるいは価値がある可能性を考えて捨てられず，物を過剰にためこみ，家が物であふれるもの。いわゆる「ゴミ屋敷」の一因である。

●強迫症との関連性が考えられている。ただ，強迫症と異なり薬物療法は無効である。心理社会的な関わりが必要と考えられている。

◎抜毛症

●抜毛症(hair-pulling disorder)は，トリコチロマニア(trichotillomania)とも呼ばれる。要するに，毛を抜くのを自分でやめられず「ハゲ」が生じて困っている人。円形脱毛症は自然と抜けてしまう心身症だが，円形脱毛症にみえる人の中には抜毛症の人が含まれうる。

●皮膚むしり症，爪噛み症，唇を噛む咬唇癖(こうしん)，頬の内側を噛む咬頬癖(こうきょう)，そしてこの抜毛症は身体集中反復行動症と呼ばれる。

●強迫スペクトラムの１つと考えられている。ただし，SSRIは無効であることが多く，総じて**抗うつ薬の有効性は乏し**

い点が強迫症とは大きく異なる。抗うつ薬を試みてもいいが，数週間で効果を判定し，無効だった際には無駄に継続せず中止すべきである。

●オランザピン 10 mg/日が有効であったとする報告があるが，その使用にあたっては肥満傾向に注意する。非定型抗精神病薬を少量試みてもいいが，数週間で効果を判定し，無効だった際には無駄に継続せず中止すべきである。

●その他，下記のような指導を行う。

・慢性的に行われてきた抜毛は無意識的に行われがちであり「抜毛したこと/抜毛していること/抜毛の衝動が生じていること」を**意識**できるように指導する。

・抜毛のかわりにとる，**両手を塞ぐ行為**(両腿を力強くつかむ。両手を握って胸の前でグルグルと回す。両手で物を持つなど)を話し合って決めておく。抜毛の衝動が生じた際，ただちにその行為を実施する習慣を身に付けるよう指導する。

・手帳やカレンダーなどに意識や行為についての実施状況を記録させる。できていないことを責めず，少しでもできていたことを発見して称賛し，抜毛に対する意識や抜毛のかわりにする行為を継続できるよう促し続ける。

・抜毛を**叱責しない**よう家族に指導する。

◎皮膚むしり症

●皮膚むしり症(excoriation(skin-picking) disorder)は，自分で皮膚をかきむしらずにいられず，傷を作ってしまうものである。

●抜毛症に準じた治療が試みられる。

◎爪噛み症

●爪噛み症(nail biting disorder)とは，爪を噛むのをやめられず，爪が極端に短くなったり，爪を噛んでいるのを見られて恥ずかしい思いをしたりして苦悩するもの。

●子どもや思春期に多い。ストレスで増えやすく，爪噛みを叱りつけたりからかったりするのは効果的ではなく，悪化の原因にもなりうるので避ける。

●抜毛症に準じた治療が試みられる。
● DSM-5-TR では「強迫症及び関連症，他の特定される」の「他の向身体性反復行動症」のひとつとして扱われる。

■身体の症状が気になって仕方ない「身体症状症及び関連症群」

◎概要

●「不定愁訴」といわれるような，医学的な原因が明確でない身体症状を強く訴える精神疾患がいくつかある。そのいくつかを下図に示す。

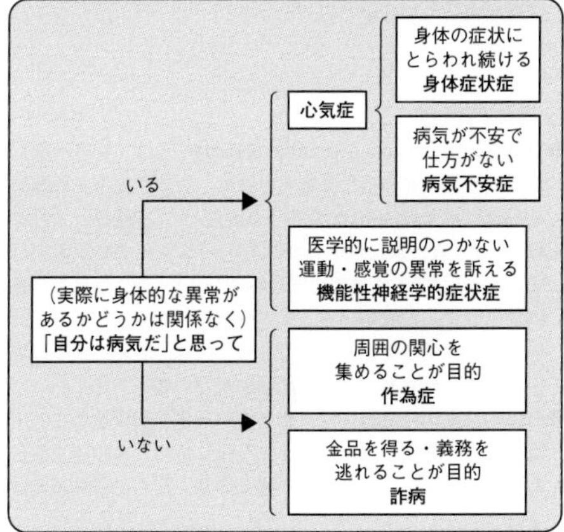

●度重なる「ドクターショッピング」をしている患者だからといって，安易にこの診断に飛びつかず，実際に身体疾患がある可能性を常に念頭におくこと。また，この診断に至るまでの長い治療過程のなかで，鎮痛薬・鎮静薬などを処方され続け，薬物への依存や乱用が生じている可能性にも注意すること。

● DSM-5-TR では，本質的には一群とは言えないものの，身体に関連する症状を主訴とするものが「身体症状症及び関連症群」としてまとめられており，以下のものが挙げられる。

□身体症状症：身体症状があり，それにとらわれるもの。
□病気不安症：要するに，病気になることへの恐怖症。
□機能性神経学的症状症（変換症）：身体的な異常がないのに運動や感覚の症状が生じるもの。
□作為症：人の気をひくために病気・怪我だと嘘をつくもの。
□他の医学的状態に影響を及ぼす心理的要因：自分の健康を大切にしないもの。

◎身体症状症

●身体症状症（somatic symptom disorder）では，身体症状があり，それにとらわれる者もいれば，さまざまな身体愁訴を過度に訴え続ける（かつて「心気症/心気神経症」と呼ばれていた）者，または明らかな原因がなく疼痛を訴え続けるような（かつて疼痛性障害と呼ばれた）「身体症状症，疼痛が主症状」の者もいる。診察や検査で異常を指摘できないとき，異常が存在しないこともあれば，異常に気づけないだけのこともありうる点には注意が必要である。

●身体的な変化に意識を向けたとき，そこに集中することで身体感覚が増幅され，変化をより強く感じ，より強く感じた身体的な変化に意識がより強く向き，さらに身体感覚が増幅され……という悪循環が生じていると考えられている。その悪循環を弱める治療的関わりが必要となる。

●治療法は確立されていない。心理的な要素が強いようであれば共感的な対応をすることになる。うつ病や不安症に準じる状態と考えられれば，SSRI や SNRI などの抗うつ薬の試みが妥当かもしれない。

●疼痛が主症状の身体症状症は「慢性疼痛」と呼ばれる。それが精神障害に位置づけられるかには疑問があるが，

SNRIを主とした抗うつ薬や，抗てんかん薬(やその類似物)が疼痛に関連した神経系に作用し疼痛を和らげることもある。

✍ **プラン**

下記のいずれかを少量から開始し，副作用の有無を確認しながら十分量まで漸増する。2ヶ月ほどで効果を判定する。効果が得られなければ，その薬物を漸減して中止し，他の薬物を試みることを予定する。いずれも効かなければ無駄に続けず向精神薬を中止する。

処方例） 下記のいずれか。

□デュロキセチン(サインバルタ®)1日量20 mg分1朝で開始し，1日量40 mg分1朝に増量して経過をみる。効果が不十分であれば1日量60 mg分1朝を試みる。

□エスシタロプラム(レクサプロ®)1日量10 mg分1で経過をみる。効果と忍容性をみて1日量20 mg分1を試みる。

SNRIではQT延長の有無を確認すべく心電図を繰り返し，低ナトリウム血症などの身体的問題の有無を確認すべく血液検査を繰り返す。

処方例） 下記のいずれか(下記両方の同時使用は認められない)。

□プレガバリン(リリカ®)1日量50〜150 mg分2で開始し，1日量300〜600 mg分2を試みる。

□ミロガバリン(タリージェ®)1日量10 mg分2で開始し，1日量20〜45 mg分2を試みる。

過度の眠気やふらつきに注意して経過をみる。

● 「症状があるから〇〇できない」のように身体症状を理由に活動を控えがちだが，症状を消そうとする戦略をあきらめ，症状がありながらより良い生活を送ることを目指す「創造的絶望」を促す。運動が疼痛などを減らしうることを説明し，症状がある部位に関わらず(たとえそこが痛い部位であっても)，積極的な運動を指示する。運動以外にも音楽や絵画，ゲームなど，積極的な活動を指示する。

●検査や治療を求め続ける本人に対して医療者は否定的・拒絶的な態度をとりがちであることには注意を要する。検査をして異常がなかったことを「検査して無駄だった」と受け取られないよう，「見落としてはいけない問題がないことを検査で確認できた点で検査は有意義だった」と肯定的に伝える。身体的な治療薬を試みて効果が得られなかったことにつき，「本当は効果がある薬を見落とさないよう，試せてよかった」と肯定的に評価した上で，無駄な薬を漫然と続けず中止を検討する。

●症状を十分に説明する身体的な診断がつかず，症状が治療されないこと，さらには検査や治療を求めても否定的・拒絶的に医療者に対応されることにつき，本人は不満や怒りを抱きがちである。それらの感情につき，本人の立場からすれば当然のこととして共感的に対応する。対症療法的にバルプロ酸や少量の抗精神病薬などを一時的に試みることも，本人と医療者の負の感情の悪循環を抑えるのに有効なこともある。

◎病気不安症

●病気不安症(illness anxiety disorder)とは，病気になることへの恐怖症であり，以前は(身体症状症と併せて)「心気症/心気神経症」と呼ばれていた。

●6ヶ月間以上，実際の危険性とつり合わないほど病気を心配し続けるものであり，病気を恐れて過度に受診を繰り返す者もいれば，病気の判明を恐れて受診や検査を受けられずにいる者もいる。

●不安症や強迫症と同じようにSSRIなどの抗うつ薬を試みる。

◎機能性神経学的症状症(変換症)

●機能性神経学的症状症(変換症)〔functional neurological symptom disorder(conversion disorder)〕とは，医学的な診察・検査の結果に合わない運動や感覚の症状を訴えるものである。解離症と併せてヒステリーと呼ばれる。失立，失歩，麻痺，失声，けいれん発作，後弓反張（背側に反り返る），感覚脱失，視力障害，難聴など，生じうる症状は多彩である。心的なストレスが身体的な症状として表されているものと考えられる。

●その症状について本人が悩んでいる様子がない「満ち足りた無関心」が教科書的な診断のポイントだが，実際には本人が症状を積極的に訴えることも少なくない。その症状の存在が，本人にとって利益をもたらす「疾病利得」が生じていることがあるが，明確でないことも多い。

●意識障害を訴える者がいたとき，顔の上に本人の手を持ち上げて落とした際に（アームドロップ・テスト），自然に落下すれば顔に落ちるはずが，顔をよけて落ちるときには機能性神経学的症状症がより疑われる。

●てんかんに似たけいれん発作が機能性神経学的症状症により生じるものは，心因性非てんかん性発作（psychogenic non-epileptic seizure：PNES（ピーネス））と呼ばれる。てんかんと異なり脳波が正常だが，てんかんでも発作時以外には脳波の異常が指摘できないことは多く，正常脳波を確認しただけで，てんかんを除外できたと考えるべきではない。ビデオ脳波同時記録で発作中の脳波が正常であることが確認できれば心因性非てんかん性発作の可能性が高まる。てんかん発作では開眼していることが多く，心因性非てんかん性発作では閉眼していることが多いことは参考になる。

●実際の臨床場面では，積極的な診断は難しく，除外診断が主となる。

●共感的に対応する。身体症状そのものを主題とするよりも，身体症状をもたらした背景に存在する（と推測される）心的苦痛を主題としたほうが有意義であろう。

◎作為症

●作為症（factitious disorder）とは，周囲の人の関心を集めるために，病気・怪我をねつ造して周囲を騙すもの。ミュンヒハウゼン症候群とも呼ばれる。自分ではなく家族（主に子ども）を病気に仕立てあげる場合は「他者に負わせる作為症」に該当する。

●実際には存在しない障害を訴える点で似た概念として，機能性神経学的症状症，作為症，詐病がある。機能性神経学的症状症の患者は無意識に症状を引き起こしており周囲を騙しているつもりはない一方で，作為症と詐病の患者は，実際には身体的な問題がないことを十分に理解しており意図的に病気をねつ造している。作為症の目的は周囲の関心を集めることであり，詐病の目的は金品を得ることや義務を逃れることである。

●薬物治療の対象ではない。

◎他の医学的状態に影響を及ぼす心理的要因

●その理由はさまざまだが，自分の健康を大切にしない人のこと。宗教上の理由，極端な医療不信，他の精神障害(統合失調症の妄想やうつ病の意欲減退など)，分かっていつつやめられない不健康な生活習慣など，その背景はさまざまである。

●いわゆる精神障害ではなく，1 つの疾患概念でもない。背景に精神障害がなければ，これ自体は薬物治療の対象ではない。

■多重人格や記憶喪失が生じる「解離症」

◎概要

●強いストレスから，意識を遠ざけたり変化させたりする防衛機制が働いているのが解離症(dissociative disorder)である。かつては機能性神経学的症状症と併せてヒステリーと呼ばれていた。いずれも，ストレスに対応して異常な防衛機制が働き，それが通常の日常生活や社会生活に支障をもたらしているものである。

●強いストレスに伴い, 物事から意識を遠ざける「離隔」や，脳の情報を区分する「区画化」が生じていると解釈されている。

●解離症には，解離性同一症，離人感/現実感消失症，解離性健忘がある〔機能性神経学的症状症については「身体症状症及び関連症群」(p.91)を参照〕。

●解離症(と機能性神経学的症状症)は早急な対応よりも，脳器質的な異常など身体的な問題が除外されていることのほうが重要である。これらの診断が疑われた際には，ストレス状況にある(あった)ことを理解した上で，**薬物治療の対象とせず無闇に(抗不安薬などの)向精神薬を処方せずに対応すべき**であり，精神科/心療内科を専門とした医師による治療が望ましい。

● DSM-5-TR では以下のものが挙げられている。

□解離性同一症：人格交代が生じるもの。いわゆる多重人格のこと。人格が交代している間，健忘が生じる。
□解離性健忘：ストレスに関連した物事について想起不能になるもの。健忘の間に，どこかに行ってしまう遁走を伴うものは「解離性遁走を伴う解離性健忘」と診断される。
□離人感・現実感消失症：離人症(自分の行動や思考・感情などを傍観者のように感じる)や現実感の喪失。幽体離脱のような体験も含まれる。

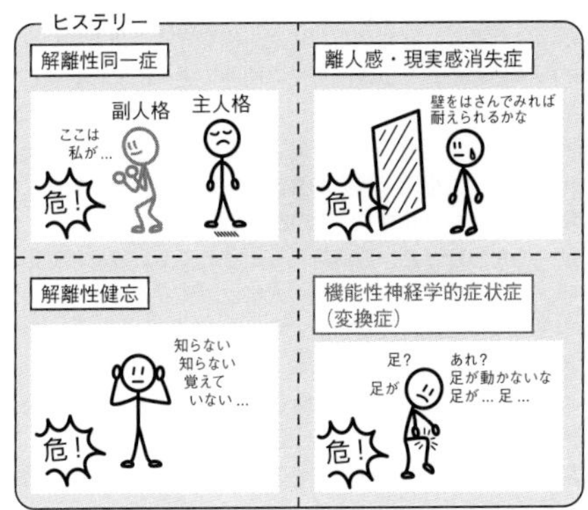

◎解離性同一症

●解離性同一症(dissociative identity disorder)で生じる別人格は，主人格をストレスから守ったり破壊的な方法を用いてでも切り抜けたりする役割を担っており，ときに問題行動に及ぶこともあり注意を要する。

●別人格の存在を否定したり，別人格が出ることを拒んだりすれば，別人格の出現が医療者の前では減るかもしれないが，治療的ではないばかりか，むしろ治療的な関わりが困難になる。別人格の存在を医療者が認めても，それで悪化することはない。

●主人格と話しているとき，(一般的な患者の受診に家族が付き添うように)別人格も同席しているイメージで話す。場合によっては主人格に話しかけつつ「別人格の○○さんにも聞いてもらえてたらいいんだけど」，あるいは「すべての別人格の皆さんにも聞いてもらいたいから集中してください」などと前置きして別人格に語りかける「トーキングスルー」も有用である。

●別人格を消そうとすることは治療的でないうえ，別人格との対立関係をもたらすため，これを避ける。別人格に対しては，その存在が主人格を守るため存在しただろうことを認めて尊重し，医療者として主人格を守るための関わりを試みていることを伝え，可能な範囲で主人格に任せることを試みるよう依頼する。

●別人格につき，その詳細を問うことは別人格の不要な具体化を招き，人格間の境界を強めうるため避ける。特別な必要性が生じないかぎり，呼び出すことも基本的には避ける。別人格が出たとき，自ら詳細を語るのであればそれは拒まず，ひとつの人格としてその人格と対応する。

●本来の年齢に比して幼い別人格に対して，幼い者として扱うことが増悪させることはなく，幼い者として扱ってよい。ただし，幼い人格が社会的な場で登場して主人格の社会生活に支障をきたさないよう，依頼はすべきである。

●破壊的な人格には，自ら破壊的な活動を減らすことを目指すよう依頼する。激しく破壊的で歯止めがつかない人格については，その対応につき主人格や複数の別人格たちと協議する。

- 解離症は過去のトラウマを背景に生じていると考えられ，トラウマの解消に焦点を当てた治療が試みられたこともあった。しかし，トラウマを扱うことは侵襲的であり，困難が多い。直接トラウマの治療にあたることは保留し，現在の生活の安定を目指すことを優先する。本人からトラウマにつき語られるときには，無理のない範囲で，侵襲的にならないよう配慮しつつ共感的に対応する。
- 主人格と別人格たちとで日常的に情報を共有するよう指示する。具体例としては，ノートを用意して人格間で言葉を交わすことを提案する。主人格に幻聴が聴こえることがあるかを問い，あればそれが別人格の声である可能性を伝える。イメージの中で主人格や別人格たちの間で話しあう場（いわゆる「脳内会議」）が設けられるとなおよいだろう。
- 人格の統合を最初から目指すべきではなく，まずは複数の人格の共存を目標とする。人格間の記憶や意見の共有が行われる中，人格間の境界が徐々に変化し，不明確になれば，やがては人格の統合へと近づきうる。
- 解離性同一症に対して推奨される薬物はない。うつ病を伴っていれば抗うつ薬が効くこともあり，試みることは有用だが，その際も効果が得られなかったり続かなかったりするなら，漫然と続けるべきではない。トラウマが背景に存在することから心的外傷後ストレス症を参考としてSSRIが試みられることもあるが，有効ではない。抗精神病薬や気分安定薬は有効ではない。ベンゾジアゼピン系薬は有効ではなく，悪化の可能性も指摘されている。向精神薬には治療効果がないばかりか，しばしば記憶の不連続性や生活の乱れから服薬が安定せず，希死念慮や衝動性を伴うことが少なくなく，過量服薬の危険性を招く。すでに使用されている向精神薬があれば，その漸減や中止を検討すべきである。

◎解離性健忘

- 解離性健忘（dissociative amnesia）には，それまでのすべてのことを忘れる「全生活史健忘」もあれば，普段は記憶が保たれていても何らかのきっかけで一定の時間の記憶が失われることもある。

●強い情動を伴う「情動記憶」のシステムが，何があったかなどの「陳述記憶」を抑制することで生じる。物事のやり方などの「手続き記憶」は保たれる。

●のちに背景に別人格が存在していることが判明し，解離性同一症に診断が変更されることもある。ただし，別人格の

存在を本人が訴えていても，その間の記憶につき主人格が有していたり，意のままに人格を交代させていたりするようであれば，その診断は疑わしい。

●幻聴や幻視，被注察感など妄想を疑わせる訴えを伴うことがあり，統合失調症との鑑別が難しいこともある。

●治療に薬物は用いない。精神療法で治療される。強いストレスが語られるときには共感的に対応し，それが語られなくても強いストレスが存在すると想定しながら慎重に対応する。**長期間の解離性健忘の患者が記憶を回復することは，強いストレスが意識に上ることを意味し，注意を要する。**

◎離人感／現実感消失症

●耐えきれないストレスがあったときに，現実感を薄れさせることで対処しようとするもの。まわりの出来事が「スクリーンを1枚隔てたように」現実感を失うものもあれば，「自分が自分ではないような感覚」「いきいきとした感じが失われた感じ」としてあらわれるものもある。

●他の解離症と同じく，薬物治療は行わない。原因となっているストレス因を明らかにし，対処法を検討する。

●治療をせずとも自然に消失しうる。離人感の有無に意識を向けることは，離人感を持続させやすく，診療の場面で離人感の有無を確認するのは数ヶ月ごと程度に抑える。

◎イマジナリーコンパニオン

●会話や遊びなどの相手になる持続的な幻覚で，本人も実在しないと理解していることが多いが，本人は実在するものとして扱う。DSM-5の解離として扱われていない。「想像上の仲間」や「空想の遊び友達」などと訳されることは

多いが定訳はなく，一般的に「イマジナリーフレンド」とも呼ばれる。

●もちろん統合失調症の幻覚や妄想の可能性を見落とすべきではないが，イマジナリーコンパニオンであれば治療法がないと同時に，寂しさを紛らわせたり本人を守ったりするなど何らかの意義をもっているとされ，特に治療する必要はなく，予後は良好である。

■強いストレスで生じる「ストレス因関連症候群」

◎概要

●本セクションには，さまざまな物事によって不調に陥る「適応反応症」，身に危険が及ぶような非常に強いストレスの後に生じる「急性ストレス症」と「心的外傷後ストレス症」が含まれる（下図参照）。

●日常的に，さまざまな物事に思い悩む者は多く，適応反応症をみる機会は多いだろう。

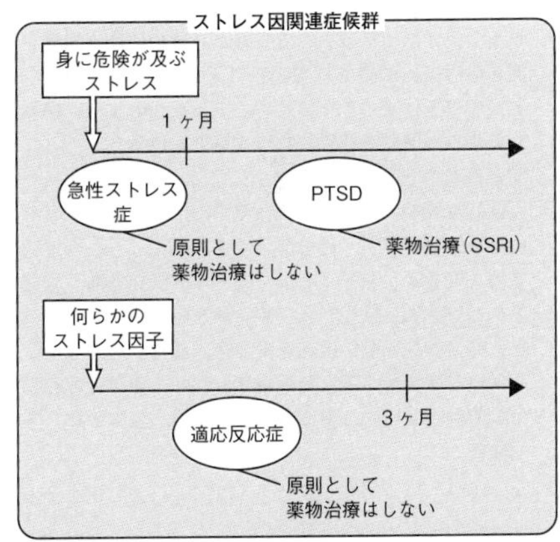

●犯罪被害や被災などに遭った者に対する基本的な対応は，誰しもが理解しておくべきである。そのようなとき，初期対応についてはサイコロジカル・ファーストエイド(PFA)が非常に参考になる。無理に話させようとせず，支援を押し付けない。語られたことにつき，「そんな風に思ってはいけません」「命が助かっただけでも良かったじゃないですか」などと聞き手の価値判断を加えず，本人の気持ちを理解し，そのまま受け止めることが肝要である。サイコロジカル・ファーストエイドの詳細については https://www.ajcp.info/heart311/?page_id=2193 から入手可能。

◎心的外傷後ストレス症(PTSD)

●心的外傷後ストレス症(posttraumatic stress disorder：PTSD)は，死にかけたり重症を負ったり性暴力に遭ったりという重大なトラウマを体験してから，1 ヶ月以上，下記の症状すべてが存在するものである(DSM-5 の概略は下記のとおりだが，実際の基準では各症状の内容や数が定められている)。トラウマの後，1 ヶ月以内のものは急性ストレス障害である(詳細は後述)。

□トラウマとなった過去の出来事が，今の活動や思考を押しのけて，侵襲的に想起されるフラッシュバック。トラウマを体験したそのときに戻ったかのように再体験したり，悪夢を経験したりする者もいる。
□関連事項の回避
□否定的な認知・気分：トラウマの出来事を思い出せない，「私は駄目だ」「誰も信用できない」などと否定的な考えを抱く，持続的に不快気分(怒りや恐怖，罪悪感など)を抱き続ける，喜びや幸せを感じられなくなった，社会的な活動に興味を失った，孤立した，など
□反応性と過覚醒：苛立たしさや易怒性，自己破壊的な行動や無謀な行動，警戒心，驚愕反応，集中困難，睡眠障害

◆ポイント

●まず得るべきは安全な環境である。そして，患者はトラウマにつき忘れたがるが，目指すべき戦略は忘却ではなく，そのようなことがあった事実を適切に受け止めなおすことにある。

● SSRI はフラッシュバックや回避，情動麻痺，過覚醒などを改善しうる。PTSD にはさまざまな不安が生じるが，ベンゾジアゼピン系抗不安薬の使用が PTSD そのものを改善させることはない。使用するとしても依存が生じないよう注意を要する。

●トラウマにつき話題にすること自体がトラウマの再体験に通じるため，心の傷に無闇に土足で踏み込むような対応は避ける。ただ，その出来事を想起して適切に処理をすることの繰り返しがトラウマからの回復をもたらすことを理解した上で，本人が話す気になったときには話をきちんと聞く構えを示し，本人から話があった際には，価値観の押しつけや批判などを避け，共感的な対応に徹する。

● PE 療法（長時間暴露療法/持続エクスポージャー法）や EMDR（眼球運動による脱感作と再処理法）など，PTSD を対象とした技法が開発されており，それらを習得している治療者（臨床心理士や精神科医）がいる際にはその実施を検討する。

✍ プラン

SSRI を少量から開始し，忍容性と効果をみながら 1 週間ごとに漸増する。有効性が認められたら継続する。1 年が経過したら，漸減・中止を試みるか，そのまま長期的に維持治療するかを本人と検討する。支持的・共感的な精神療法を続ける。可能であれば PE や EMDR による治療を試みる。

処方例） 以下のいずれか。

□パロキセチン徐放錠（パキシル CR®）1 日量 12.5 mg 分 1 夕食後で開始し，12.5 mg ずつ漸増し，最大で 1 日量 50 mg を分 1 夕食後で試みる。

□セルトラリン(ジェイゾロフト®)1日量25 mg分1から開始し，25 mgずつ漸増し，最大で1日量100 mg分1を試みる。
□エスシタロプラム(レクサプロ®)1日量10 mg分1から開始し，最大で1日量20 mg分1を試みる。

必要があれば抗不安薬を頓用。ただし，依存が生じるリスクを避けるべく，過量の使用や常用に注意し，その目標を不安の「解消」ではなく「軽減」におく。
処方例）以下のいずれか。
□アルプラゾラム(ソラナックス®，コンスタン®)0.4〜0.8 mg不安時頓用。
□ロラゼパム(ワイパックス®)0.5〜1 mg不安時頓用。

不安時頓用が実質的な常用にならないよう注意する。

●抗うつ薬(特にエスシタロプラム)の使用時，QT延長が生じることがあるので注意。

◎複雑性心的外傷後ストレス症(複雑性PTSD)

●複雑性心的外傷後ストレス症(complex PTSD)は，ICD-11で定義された。DSM-5-TRでは心的外傷後ストレス症に含まれていると解釈されている。
●典型的には，家庭内暴力，身体的虐待，性的虐待などに遭うことから抜け出せない状況，長期間にわたる反復性のトラウマ的出来事の過去を背景に生じるもの。
●フラッシュバック，トラウマ関連の物事の回避，過覚醒・驚愕反応といった通常のPTSDで起きる症状に加えて，易怒性や喜びを感じられないことなどの「情動制御不全」，自己の無価値感や自己を敗北者と認識することなどのネガティブな自己意識やトラウマに対して恥・敗北感・罪悪感を抱く「否定的自己概念」，人と親近感を感じられず孤立するなどの「対人関係上の障害」が生じるもの。
●一般的なトラウマを焦点に当てた治療よりも，リラクゼーション法や感情表出と感情調整のスキルを身に着け，生活を安定させることに焦点を当てることが優先される。

◎急性ストレス症

●急性ストレス症(acute stress disorder：ASD)は，死にかけたり重症を負ったり性暴力に遭ったりという重大なトラウマを体験してから1ヶ月以内に，下記の症状の9つ以上が存在するものである。

□出来事の侵襲的な想起
□出来事に関した悪夢
□出来事が再び起きているように感じる解離症状
□出来事に関連するきっかけで生じる強烈な，または遷延する不快気分や生理的反応
□幸福や満足や愛情などの陽性の情動が体験できない
□周囲や自分自身の現実が変容した感覚
□出来事に関する内容の想起不能
□関連事項の回避
□出来事に関連する記憶や思考，感情(あるいはそれらを呼び起こす物事)の回避
□睡眠障害，苛立たしさや易怒性，警戒心，集中困難，驚愕反応

●落ち着いた態度で接する。医療的な対応を拒まれることもあり，無理に話を聞こうとせず本人が話せるときには話を聞く姿勢を示す。話を聞く際は，批判することを避け，本人なりに身を守ろうとした行動につきよい点を認め，共感的に対応する。本人の精神状態につき推測して語ることを避け，本人の言葉から聞き取り理解する姿勢を示す。精神障害としてのレッテルを貼ることを避け，重大な出来事に対する正常の反応の範囲内として扱う。その対応についてはサイコロジカル・ファーストエイド(PFA)が非常に参考になる。

● PTSDに移行する者もいるが，両者は同一のものではなく，多くは自然と回復する。

●一時的な対症療法としての薬物治療が行われることもある

が，基本的には薬を用いない。この時点でSSRIを開始することは肯定されない。

◎遷延性悲嘆症

●家族などの親しい人が亡くなってから1年以上にわたって，その亡き人を思い，悲しみ続けるものである。

●故人への強い思慕・あこがれ，故人についての思考や記憶へのとらわれ，しばしば強い悲しみと頻繁な号泣を伴う。

●ほぼ毎日，1ヶ月以上，下記の3つ以上が続くもの。

- □自分の一部が死んだような感覚などの同一性の破綻
- □その死が信じられないという強い感覚
- □その死を思い出させるものの回避
- □その死に関する怒り，恨み，悲しみなどの激しい情動的苦痛
- □対人関係や活動の再開が困難
- □情動麻痺
- □人生を無意味に感じる
- □強い孤独感

◎適応反応症

●適応反応症(adjustment disorder)とは，ストレスで情動面か行動面の症状が出現しているもので，**気分症や不安症などの他の精神障害には該当しないもの**である。出現する症状に応じた診断は次のとおり。

- □抑うつ気分を伴う
- □不安を伴う
- □不安と抑うつ気分の混合を伴う
- □素行の障害を伴う
- □情動と素行の障害の混合を伴う
- □特定不能

●臨床の場では，適応反応症は抑うつ状態について扱われることが多く，うつ病との線引きが話題になることが多い。

主にその症状によって診断がつけられるうつ病と，主にストレスとの因果関係によって診断がつけられる適応反応症の差だが，うつ病の基準を満たす際にはうつ病の診断が優先されることとされている。

●適応反応症に必要とされる向精神薬はない。実臨床では抗不安薬が処方されがちだが，その処方は推奨しがたい。抗不安薬を用いたとしても，漸減して中止せよ。精神療法による治療を行う。

▌愛着障害

◎概要

●不安や悲しい気持ちがあった際，多くは親である養育者の抱っこなどの関わりで落ち着くような愛着行動が繰り返される中，養育者の存在自体が安心材料になるなどの愛着形成が得られる。しかし，ネグレクトなどの虐待や親との離別・死別などが背景にあり，養育者との間の愛着に問題を抱えて育った際に愛着障害が生じる。

●養育者の関わりの中で感情が処理される健全な経験が乏しく，ネガティブな感情の処理が困難なまま育ち，感情調整に困難が生じ，自己肯定感が育たないために，肯定的な将来を期待できず，否定的な評価に敏感となり誉められても心に届きづらくなるなどの問題が生じうる。その影響は幼少時のみならず，その後にも及びうる。

● DSM-5-TR には愛着障害という診断名はなく，愛着障害の中でも比較的重い反応性アタッチメント症と脱抑制型対人交流症が扱われている。

●いずれも，ネグレクトなどで親などの大人につらい気持ちを受け止められ慰めてもらう育ち方をしてこなかったり，沢山の子が少数の大人に育てられる施設で幼少期を過ごしたり里親が次々と変わったりして愛着形成の困難が背景にあることが条件とされる。

◎反応性アタッチメント症

●辛いとき，大人に慰められても本人は慰められず，大人に慰めてもらおうとも甘えようともしない。

●次のうち２つ以上が存在するもの。

□人との関わりを持とうとしない。
□楽しい，幸せなどの要請の感情が乏しい。
□大人といるときにいらいらしたり悲しそうにしたり恐れたりする。
□これらが５歳以前から認められる。

◎脱抑制型対人交流症

●次のうち２つ以上が存在するもの。

□見慣れない大人に近づき話すことにためらいがない。
□言葉や身体的接触での交流が過度に馴れ馴れしい。
□慣れない場所で養育者から離れる際に養育者を振り返って確認しようとしない。
□見慣れない大人についていくことにためらいがない。

◎発達性トラウマ障害

●小児期や思春期に虐待に遭ったり十分な愛着を形成する養育環境になかったりというストレスにさらされていたことを背景に愛着障害が生じる。

●恐怖や怒りなどの不快な情動に耐え，制御することの障害，体調管理や睡眠や摂食などの生理的な制御の困難，脅威にとらわれたり認識能力が低下し危険に身をさらしたり自傷したりする注意と行動の制御の障害，自己や他者との関係性の制御の障害による不安定さなどが生じる。

●その過程で，うつ病や不安症や摂食症など，さまざまな精神障害の状態を呈する異型連続性が特徴である。

● DSM–5–TR にはない診断名である。

◎アダルトチルドレン

●親としての機能に問題のある親を持ち，混乱した家庭を支え，いわゆる「いい子」として育ち，大人になっても生きづらさを抱える人のことを指す。狭義にはアルコール依存症の親のもとで育った者を指す。

- ●対応としては，過度に自責的に考えず，親のせいだと過度に他責的にも考えず，家庭にあった困難について「自分も親も，あのときはしょうがなかった」と本人が思えることを目指す。
- ●医師が下す診断名ではなく，その立場にある者が自らを理解するための呼称である。

◎ヤングケアラー

- ●精神障害や身体的問題など，ケアを要する親のもとで暮らし，親の代わりに家事をこなし，親を世話し，親の心を支える，といった役割を負わざるをえなかった子ども，および，そうした幼少期を過ごした者のこと。
- ●子どもの頃の遊びや勉強の時間が奪われ，甘えたり，情緒的に支えられたりする経験が乏しくなり，精神的な健康を損なうおそれがある。成人してからも自分のつらさの把握に困難が生じ，人に頼ることが苦手になり，自己否定や劣等感など，さまざまな問題を抱えがちである。

■拒食したり過食したり「摂食症」

◎概要

- ●摂食症の代表的疾患は拒食を続ける神経性やせ症であろう。ダイエットを目的に食事量を減らし体重を落とす者はいくらでもいるが，いくらか体重が落ちれば満足するのが通常である。しかし，やせればやせるほどやせることにとらわれて過度にやせようとする点が神経性やせ症の病的なところである。
- ●過食は一般的にも存在するが，過食が過度で困っているようであれば神経性過食症やむちゃ食い症の診断を下すことになる。
- ●拒食・過食のタイプを見極めるポイントは「やせ願望の有無」「拒食の有無」「過食の有無」「嘔吐・下剤乱用の有無」である。
- ●神経性やせ症や回避・制限性食物摂取症で，BMI が 13 を

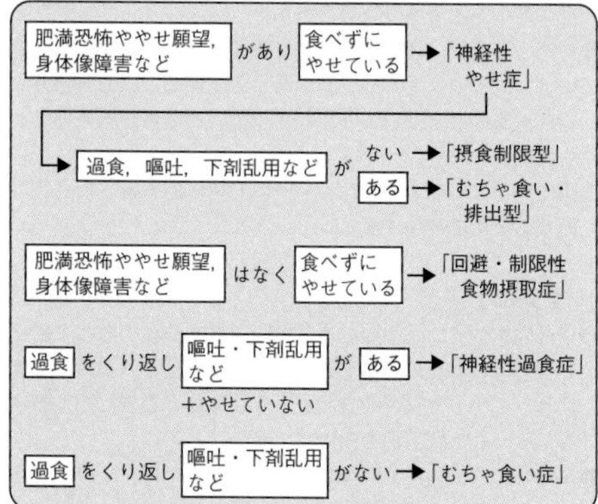

9

下回るほど体重減少が著しいときは，身体的に危険な状況にあり，精神科や心療内科の医師の有無によらず，**ただちに身体的な治療を開始すること**が必要である。

●経口摂取を拒むようであれば，電解質などの補正カロリー摂取を恐れる本人に理解を示しつつ，経鼻胃管などを用いた再栄養を開始する。身体的抑制を要することもある。腸を経由した栄養を主とする。中心静脈栄養を主とすることは推奨されない。

●どのタイミングでも可能な範囲で精神科や心療内科が治療に関わることが望ましい。

◆摂食症の症状

□もっとやせたいと願う→「やせ願望」
□体重が増えるのを恐れる→「肥満恐怖」
□やせているのに「太っている」と思い込む→「身体像障害/ボディイメージの障害」
□食後に自ら吐く→「自己誘発性嘔吐」

□自己誘発性嘔吐や下剤乱用→「排出行動」
□食べ物を口に入れても飲み込まずに噛み続ける(そして口から出す)→「チューイング」
□過度に激しい運動や長時間の運動→「過活動」
□一般的な食事量よりもかなり多い食事をとる→「過食」*

*普段から拒食をしている患者は，本人が思ったよりも多い量を食べたことを「過食」と呼ぶことがあるが，それは医学的な過食ではないことに注意。

◆摂食症の評価尺度

□ EAT(eating attitudes test：摂食態度検査)
・摂食症でよくみられる食事に関する態度や行動につき40項目が挙げられ，患者自身が0〜3を選択する質問紙である。合計点が40点以上で軽度，70点以上で中等度，100点以上で強度の摂食症と考えられる。
□ EDI(eating disorder inventory：摂食障害調査票)
・摂食症でよくみられる食行動や心理的な特徴につき64項目が挙げられ，患者自身が0〜3を選択する質問紙である。合計点が70点以上で軽度，110点以上で中等度，150点以上で重度の摂食症と考えられる。その合計点のみならず，その内容からやせ願望や体型への不満など回答者の摂食症の心性につき読み取ることも可能である。

◎神経性やせ症

●神経性やせ症(anorexia nervosa：AN)は，食事を制限し，やせ細ってしまうものである。古くは「拒食症」と呼ばれ，医療従事者には「アノレキ」と呼ばれることが多い。
●神経性やせ症の診断に値する「著明なやせ」はBMI 18.5以下を目安にするといい。BMI 17以上は軽度，17未満は中等度，16未満は重度，15未満は最重度と診断される。

◆ポイント

●身体的には，無月経，うぶ毛の増加が認められる。自己誘発性嘔吐を手を使って行う者であれば，手の甲に歯が繰り返し当たって生じた「吐きダコ」が認められる。血液検査では，電解質異常，甲状腺機能低下，高脂血症などが認められる。

●DSM-5-TR の診断基準では下記のすべてを満たすものとされる。

□食事量が少なくて低体重。
□体重増加や肥満への過剰な恐怖か，体重増加を妨げる行為の持続。
□身体像障害や，体重や体型への過度なとらわれや，低体重の問題の否認。

✍アセスメント

(上記 DSM-5-TR の診断基準の 3 つから記載)が認められ，肥満恐怖を抱き食事量を制限し，BMI <(実際の数値を記載)と著明なるい痩に陥っており神経性やせ症と診断する。

●DSM-5-TR では，過食や排出行動(自己誘発性嘔吐，下剤乱用)などを繰り返す「むちゃ食い・排出型(binge-eating/purging type：AN-BP)」と，むちゃ食いも排出行動もせずにいる「摂食制限型(restricting type：AN-R)」に分類される。

●食事摂取が足らずにやせてしまうが，身体像障害などの認知の変化が確認できないものは，「回避・制限性食物摂取症(ARFID)」(後述)または「他の特定される食行動症または摂食症」の診断を検討する。

●治療開始時に摂食態度検査(EAT)や摂食障害調査票(EDI)で評価する。

◎軽度・中等度の神経性やせ症

●軽度・中等度であれば外来での治療が主となる。

●体重を減らして満足できる一般的な感覚とは異なり，やせるほどよりやせにとらわれるようになり，体重増加を恐れるようになる心の変化(やせ願望や肥満恐怖)が生じていること，過度のやせを心配する周囲とやせに問題を感じない本人の認識のギャップ(身体像障害)などが病気によるものであることを患者本人に説明しておくことは有用である。

●間食ではなく 3 食(または 2 食)の安定した食事を続けるよう指示する。

●過食を伴うとき，定期的で十分な 3 食の食事こそが過食を減らすには必要であることを説明し，過食をしても食事量と回数を減らさないように指示する。

●体重計に毎日乗ることは避け，体重測定は週 1～2 回に抑えるよう指示する。

●神経性やせ症が軽度や中等度であれば，体重を維持・増加できているうちは運動を禁じず，適度な運動を推奨する。

●最低でも体重を維持し，1 ヶ月に 1 kg ほどのペースで体重を回復させるよう指示する。

◎重度・最重度の神経性やせ症での入院

●**低体重に伴い認知が変化し，認知の変化がさらなる低体重を生む負のスパイラルがこの障害の本質**である。

●**認知の問題を先に治すことはできず**，認知の問題がある中，**食事摂取を促して体重を回復させることが何より優先される。**

◆ポイント

●低栄養状態にあった患者に十分な栄養を与え始めるにあたり，リフィーディング症候群のリスクに注意し，少量から再開し，徐々に増量する必要がある。

●少し食べただけでもすぐに体重が増えると思いがちだが，実際には 1 日の中で大きく変動する体重は主に水分の出入りであり本質的な体重は緩やかにしか変動せず，基礎代謝は体重 1 kg に対して 40 kcal/日が目安となり，脂肪

1 kg がつくのに 8,000 kcal が必要であり，そう簡単に体重が増えることはないことを説明しておくといい。

●患者本人の希望による間食は，カロリーの管理上の問題と，過食の誘発の観点から避ける。

●患者はしばしば連日頻繁に体重計に乗って一喜一憂しているものだが，目先の体重変化にとらわれない生活を身につけるべく，体重測定の回数を制限する。

9

✍プラン

1 日あたり 600 kcal で栄養を再開し，数日ごとに 200 kcal ずつ 1,000 kcal まで増量し，その後は 1 週間ごとに 200 kcal ずつ 1 週間に 1 kg の体重増加が得られるまで 3,000 kcal を上限に増量する。

個室での食事摂取は許可せず，食堂など職員が見守れる場での食事摂取を指示する。

亜鉛(または亜鉛を主としたミネラル)のサプリメント(ネイチャーメイドマルチビタミン&ミネラル® など)の購入，服用を指示する。

退院時の体重の目標を BMI を用いて設定する(16 が妥当)。体重測定は週 1〜2 回に抑える。目標達成後，退院後の通常の食事量を想定した 2,000 kcal を摂取させる。

●入院後 1〜2 週間は，急変への対応や電解質補正を目的に点滴を留置する。ただ，栄養そのものは点滴や中心静脈栄養に頼ることを避け，経口摂取か経鼻胃管を優先する。

●イレウスなどの消化器症状が生じやすい患者も存在し，その際にはより緩徐なカロリーアップを検討する。

●経鼻胃管に対してとるべき姿勢について診療録に記載し，あらかじめ看護師などの関係者と共有しておく。本人の拒絶が強ければ経鼻胃管の維持中に体幹と両上肢の拘束を検討する。

✍プラン

経口摂取で設定された食事の全量摂取ができなければ，経鼻胃管による栄養を開始する方針を本人と共有する。経鼻胃管は（本人が嫌がったとしても）あくまで食事摂取への抵抗感に苦心する本人を救済するための方法と位置づけ，「食べないと管になっちゃうよ」などと経鼻胃管を懲罰や避けるべき手法として扱うことを避ける。

●その際，低リン血症には特に注意する。初期に異常低値ではなくても，栄養を再開すれば少なくとも一時的にでもリンが初期値よりも低下するだろうことを見越して対応する。

✍プラン

入院後 2 週間ほどは数日ごとに血液検査を繰り返す。カリウム，無機リンに異常があれば補正する。

処方例）

□血清無機リン（IP）が 3.0 未満であれば，リン製剤（ホスリボン®）を 1 日量 20～40 mg で開始し，採血を繰り返し，必要に応じて最大 1 日量 3,000 mg までの範囲で増量する。

□血清カリウムが 3.5 未満であれば，カリウム製剤（スローケー®，ケーサプライ®）を 1 日量 600 mg で開始し，採血を繰り返し，必要に応じて増量する。

◆ポイント

●栄養を再開してから体重が増えた際には，健康が少しでも得られた喜びを共有する。体重が増加しない期間は，「少しでも食べると太る」と本人の抱く過剰な肥満恐怖に反して，簡単には増えなかった事実を本人と共有する。

●脱水や浮腫などにより体重が大きく変動する際には，本人が抱く不安に共感的に対応しつつ，安定した食事に伴い回復する過程で体重の変動が減るだろうことを予告する。食事摂取に伴い，体に生じるよい変化の有無を本人に確認して共有する。

●体重が増加する過程では，体重が増加し続け肥満に達するのではないかと本人が抱く不安について共感的に対応する。脈拍や血圧，体温の変化などを指摘して基礎代謝が徐々に上がることを説明し，体重を維持するのには体重 × 40 kcal が必要となり，増加はある程度のところで止まることを予告する。

●食後にトイレにこもるなどの行動パターンや血清アミラーゼ値の高値など，食後の自己誘発性嘔吐が疑われる際には，食後 30～60 分間の床上安静など，自己誘発性嘔吐に及びづらい状況を設定する。自己誘発性嘔吐の有無につき本人と対立したり，その行動を叱責したりすることを避け，体重が十分に増加せず退院目標の達成が遅れることにつき「困った感じ」を本人と共有する。

●過活動が生じることは多く，不快感情への対処や強迫性などさまざまな要因が関連しており，「やせるための運動」と単純に解釈せず対応すべきである。BMI 13 以下の低体重ではエネルギー源となる脂肪は残っておらず，筋肉がエネルギー源になるので注意を要するが，体重の回復過程では転倒などのリスクがなければ過活動を無理に抑えず，著明なるい痩の間に落ちた筋力と骨密度を回復させるリハビリは有用である。

◎神経性過食症

●神経性過食症（bulimia nervosa：BN）は「過食症」と呼ばれ，医療従事者には「ブリミア」と呼ばれることが多い。

● DSM-5-TR では以下の 2 点により診断される。

□制限できず，沢山食べてしまう（過食）

□不適切な代償行為（自己誘発性嘔吐や下剤乱用，過活動，拒食など）に及ぶ

●不適切な代償行為に及んでいなければ，むちゃ食い症の診断を検討する。

●本人が過食を客観視すること，過食の状態につき医療者と本人が共有すること，そして，小さな改善についての自覚

を目的に，過食について記録するよう指示する。過食をした時間や，食べた物の内容，費やした金額など，記録しやすいものや過食のパターンを鑑みて本人と相談して決める。

> ✍ プラン
> 過食の記録をつけるよう指示し，過食をゼロにすることを目標とせず頻度や程度の軽減を目標とし，少しでも減れば積極的に賞賛する。過食の有無によらず，安定した 3 食(または 2 食)の摂取を続けるように指示する。体重測定を週 1〜2 回で済ませるよう指示する。
> SSRI やトピラマート(トピナ®)の使用を検討する。

◆ポイント

●過食の記録をみて，過食が生じやすい状況に応じた工夫を本人と模索する。下記に例をあげる。

- □過食しやすい時間帯があれば，その時間帯に過食以外の予定を入れる。
- □外出先で食物を大量に買い込む傾向があれば，空腹時の買い物を避け，外出時に持参する金額を制限する。
- □食前に 1〜2 杯の水を飲むよう指示する。
- □通常の食事から過食に移行しやすければ，始まりと終わりを明確にした食事にする。一人で食べることを避け，食事は家族などととるように助言する。食事ごとに必要な分を調理し作り置きを避け，大皿料理を避け一人分を個々に盛り付けるよう指示する。

◎むちゃ食い症

●むちゃ食い症(binge-eating disorder：BED)は，不適切な代償行為には及ばず過食が繰り返される病態であり，DSM−5 から設けられた概念である。

制限できず，沢山食べてしまい，不適切な代償行為には及ばず，その過食には以下の3つ以上が認められる。
□空腹じゃないのに
□満腹以上になるまで
□スピーディーに食べて
□恥ずかしくて一人になり
□嫌気がさす

●不適切な代償行為に及んでいれば，神経性過食症の診断を検討する。神経性過食症と同様の治療が試みられる。

◎回避・制限性食物摂取症

●回避・制限性食物摂取症(avoidant/restrictive food intake disorder)はDSM-5から設けられた概念である。そのあまりに長い名称から，英単語の頭文字を並べ「ARFID（アーフィッド）」と呼ばれることが多い。

●他の摂食症や身体疾患によるものでもなく，食べずにるい痩に至るものである。この症候群には，食事に無関心な人，感覚的な問題から食べない人，そして，不快な経験から食事を嫌うようになった人など，さまざまな人が含まれる。神経性やせ症が疑われつつ，やせ願望や身体像障害が確認できない人もこの診断に至ることもある。

●食事の問題が生じた背景につき吟味して個別の対応が必要となり，神経性やせ症と同等の治療を要することもある。

◎異食症

●異食症(pica)は食べ物ではない物を食べてしまうもの。

●子ども，知的発達症，認知症の人がよくわからず口にする，妄想に従って口にするなど，その理由はさまざまであり，針金，ゴム手袋，ビニール，ティッシュペーパー，コイン，磁石，電池，タバコ，排泄物など，口にしてしまう物もさまざまである。

●土や粘土を食べる土食症，洗濯のりやコーンスターチを食べるデンプン食症，抜毛症の人が髪を抜いて食べる食毛症，鉄欠乏の人が氷を食べる氷食症も含まれる。

◎神経性オルトレキシア

●防腐剤，着色添加物，香料，残留農薬，加工食品，脂肪，砂糖，塩など，その個人が有害と考えた物質を避けることに過剰に固執し，食事の品質，純度，栄養素を執拗に気にし，健康的だと思う食事に執着してしまうものである。その過程で過剰な労力や費用を費やし生活に負担が生じ，健康を追い求めるがあまりに偏った食事が続くことで結果的に不健康を招きうる。

● DSM-5-TR では扱われていない。食事量が不足しているようであれば回避・制限性食物摂取症に，その思考を強迫的と解釈すれば強迫症に含まれうるであろう。

■依存・嗜癖

◎概要

●「依存症」では，次のような症状が出る。

□その物質が欲しくてたまらなくなる→「摂取欲求，渇望」
□その物質の中断で症状が生じる→「離脱」
□摂取欲求に伴いやめられない→「精神依存」
□摂取の中断で離脱が生じてやめられない→「身体依存」
□同じ効果を得る(例：酔っ払う)のに，必要な量が増えた→「耐性」

●嗜癖(いわゆる依存)の対象として，アルコールや薬物などの「物質」，ギャンブルやゲームなどの「行動」，共依存や恋愛，ホスト/キャバクラなどの「人物」がある。

●「依存」は，それが欲しくなる精神依存が生じるとともに，やめたときに生じる離脱症状が渇望を強めることで摂取をやめられずにいる身体依存が生じている状態を指し，アルコールや覚せい剤などの物質の使用において用いられる。

●物質でも行動でも，のめり込んでコントロールを失っている状態には「嗜癖」という言葉が用いられる。

●ギャンブルやゲームといった行動へののめりこみについては，一般用語で「ギャンブル依存」「ゲーム依存」などと呼ばれるが，対象が物質ではなく行動であるそれらについて，医学用語では依存ではなく嗜癖の語が用いられ「行動嗜癖」と呼ばれる。

●依存の対象となる物質によって，依存と耐性の強さは異なる。

	身体依存	精神依存	耐性
モルヒネ コデイン ヘロイン	+++	++	+++
アルコール	+	+	+
バルビツール ベンゾジアゼピン	++	+	+
コカイン	−	+++	−
大麻	−	++	−
覚せい剤 (アンフェタミン, メタンフェタミン)	−	+++	++

●本セクションでは実臨床で遭遇することの多い，アルコールに関連した障害を主に取り上げる(他の依存症についてはp.127 以降を参照)。

●問診時，アルコールの問題を確認する際は下記を念頭に置いておくとよい。

●アルコールなどで酔うことは酩酊と呼ばれる。飲酒量に応じて酔う「単純酩酊」と，「異常酩酊」がある。異常酩酊には，意識障害が生じて人格の連続性が絶たれ記憶が欠落するような酩酊が，比較的少量の飲酒で生じる量的な異常である「病的酩酊」と，飲酒下で興奮して怒りだし暴言や暴力にも及びうる質的な異常である「複雑酩酊」が含まれる。

飲酒パターンによる診断

□宴会や週末など，酒を飲む機会がある際の飲酒 →「機会飲酒」 □晩酌や寝酒など，習慣になっている飲酒 →「習慣性飲酒」	正常
□仕事の合間など，1日の中で繰り返す飲酒 →「少量分散飲酒」 □飲んでは眠り覚めては飲む飲酒 →「持続深酩酊飲酒」	依存症

◎アルコール使用症

●アルコール使用症(alcohol use disorder)はアルコール依存症と言い換えてもほぼ間違いはない。以下の2つ以上が条件とされ，2つで軽度，4つで中等度，6つで重度と診断する。

1. 少しだけのつもりが大量に飲酒してしまう。
2. 飲酒量を減らしたりやめたりしても，飲酒欲求が続くか再飲酒に及ぶ。
3. 飲酒するために多くの時間や労力を要するか，飲酒後の回復に長時間要する。
4. 強い飲酒欲求。
5. 飲酒により職業や家庭などに問題が生じる。
6. 飲酒により社会的または対人的な問題を起こしつつ飲酒を続ける。
7. 飲酒により社会的，職業的，または娯楽的活動が減っている。
8. 危険な状況でも飲酒する。
9. 健康上の問題が生じていることを理解しつつ飲酒を続ける。
10. 耐性が生じ，酔うのに必要な量が増えている。
11. 飲酒しないと離脱症状が生じる。

●まとめると，依存症とは，強い摂取欲求に左右されて制御困難になり(上記の1，2，4)，持続的に多量の摂取を続け

(3)，耐性・離脱が生じ(10，11)，摂取により問題が生じている(5，6，7，8，9)ものである。

● CAGE 法による診断も臨床的に行われている。

下記の2つ以上
□飲酒を減らさないといけないと感じたことがある："Cut down"
□他人から飲酒につき批判され気に障ったことがある："Annoyed by criticism"
□飲酒につき罪の意識を感じたことがある："Guilty feeling"
□二日酔いをすっきりさせようと迎え酒をしたことがある："Eye opener"

●一般用語として「アルコール中毒」と呼ばれることがあるが，**医学用語の「アルコール中毒」とは，飲酒によって健康上の問題(呂律不良やふらつき，酩酊など)が生じている状態のこと**であり，混同すべきではない。

●その程度は AUDIT(オーディット)(または Core AUDIT)で数値化して評価することが可能である(Web 上で入手可能)。

◆ポイント

●「飲酒による健康上や生活上の問題を本人に突きつけるような直面化は避ける。飲酒が続いてしまうこと，飲酒によって生じる問題に苦悩しているだろうことにつき，共感的に対応する。

●「飲酒は問題じゃない」「飲酒は続けるつもりだ」などと語られたときにも，その気持ちが 100% ではないだろうことに触れ，ほんの少しでも飲酒につき問題だと思っていること，ほんの少しでも減らしたい/やめたいと望む気持ちもあること，ほんの少しでも断酒や節酒を試みたことがあったこと，飲酒につき少しでも問題意識を抱き断酒や節酒の有益性を理解していることなどにつき，できるだけ自発的な発言を引き出して，共感を示す。なぜ飲酒を継続してしまうのかを語らせるよりも，飲酒をやめようと少しでも思っている気持ちに焦点を当てた話に努める。

- ●断酒が最優先である。ただ，なかには節酒で済む患者もおり，断酒が必要でも最初から断酒を覚悟できない患者も多く，節酒を提案することが必要になることも少なくない。
- ●節酒では制御が利かないことが中等度以上のアルコール使用症では非常に多く，「1 杯だけのつもりが 2 杯，2 杯のつもりが 4 杯, 4 杯のつもりが……ってなりがちですよね」などと，飲酒行動の制御困難が生じていることを本人と共有する。節酒ではなく断酒が必要であることにつき，本人が思い至るよう促す。
- ●再飲酒に及んだ場合：叱責することは避け，言いづらかっただろう内容を報告できたことを称賛する。飲酒行動の制御の困難さを本人と共有する。場合によっては，断酒を開始するための(医療保護入院も含めた)入院を検討する。
- ●断酒に同意できない場合：少しずつでも節酒することを提案する。その過程で飲酒行動の制御困難を本人と共有し，断酒を提案する。
- ●抗酒薬服用中の飲酒は，アルコールによる有害作用が非常に強く出て危険であり，本人と家族に十分に説明しておく必要がある。

✍ プラン

飲酒により生じている問題を本人と確認し，断酒の継続により徐々に飲酒欲求が減るだろうことを伝え，断酒(または節酒)に対する動機づけを試みる。
断酒の開始，長期的な継続を指示する。断酒を継続している間，それを当たり前とせず繰り返し称賛する。

断酒開始時から，飲酒欲求を減らすための薬物治療につき検討する。

処方例)

□アカンプロサート(レグテクト®)1 日量 2,000 mg を分 3 で 24 週間(約半年)継続し，その後に漸減・中止する。
□ナルメフェン(セリンクロ®) 1 日 1 回，飲酒 1 ～2 時間前の 10 mg で開始し，状態をみて 1 日量 10～20 mg を継続する。アルコール依存症にかかる適切な研修を終えた医師による，アルコール依存症にかかる研修を終えた看護師/精神保健福祉士/公認心理師などの協力のもとでの，診療計画の作成，その内容の本人・家族への説明が必要とされる。心理社会的治療が，初回投与時は30分以上かけて，その後も継続的に行われる必要があり，その都度そのカルテ記載が求められる。必要に応じて身体を専門とする科の医療体制と連携できる体制が求められる。

断酒をより確実なものにするため抗酒薬を用いる。できるだけ家族などの立ち会いのもとでの服用を指示する。

処方例） 下記のいずれか。

□シアナミド(シアナマイド®)1日量50〜200 mgを分1〜2。

□ジスルフィラム(ノックビン®)1日量0.1〜0.5 gを分1〜3。

●長期かつ多量の飲酒患者における断酒の際，離脱が生じうる。離脱症状が生じれば，それ自体が問題になりうるし，再飲酒のリスクを高める。断酒の開始と同時にベンゾジアゼピンを開始する。

✍プラン

断酒(または節酒)の指示と同時に，ベンゾジアゼピン系の抗不安薬と睡眠薬を開始する。1ヶ月後にわずかずつ漸減し，中止を試みる。

処方例）

□ジアゼパム(セルシン®)1日量10〜30 mgを分2〜3。

□ニトラゼパム(ベンザリン®)1日量10 mg分1眠前。

●長期かつ多量の飲酒に伴い，ウェルニッケ・コルサコフ症候群(後述)のリスクが生じており，同症候群が明確でない場合でも，閾値下の認知機能低下や異常感覚，運動機能の低下などが生じていることは少なくない。

◎アルコール離脱

●アルコール離脱(alcohol withdrawal)は，長期かつ多量の飲酒の後，飲酒量の急な減量や中止の際に下記の2つ以上が生じるものである。

□自律神経系過活動(発汗や頻脈など)
□手指振戦の増加
□不眠
□嘔気や嘔吐
□幻覚や錯覚
□精神運動興奮
□不安
□全般性強直間代発作

●意識障害に至ればアルコール離脱せん妄(振戦せん妄)と呼ばれる。離脱症状が外来で生じた際には，早期に薬物治療を行い，中等度以上のものは入院を検討し，意識障害が生じた際には入院を要する。

●断酒を指示するにあたり，前もって予防に努め，生じた際にも早期に対応する。一般的に，向精神薬は少量から漸増して用いられるが，断酒時には副作用に注意しつつ多めの量で対応する必要がある。

✍プラン
ベンゾジアゼピン系の抗不安薬や睡眠薬を開始する。わずかずつ漸減し，中止を試みる。
処方例) 下記のいずれか。
□ロラゼパム(ワイパックス®)1日量1〜3mgを分2〜3。
□ジアゼパム(セルシン®)1日量10〜30mgを分2〜3。
□ニトラゼパム(ベンザリン®)1日量10mg分1眠前。

●振戦せん妄(アルコール離脱せん妄)など，強い離脱症状が生じたときにはベンゾジアゼピンの静脈注射/筋肉注射も検討する。

10

✍ プラン

鎮静に至る最低量で済ませるべく静脈注射は 2 分以上かけて緩徐に行う。呼吸抑制が生じる可能性に備えてバッグバルブマスク(アンビューバッグ®)とパルスオキシメータ，ベンゾジアゼピン拮抗薬フルマゼニル(アネキセート®)を準備する。静脈注射中止後 1 時間は慎重に経過をみる。

処方例)

□ジアゼパム(セルシン®)5 mg 1A 緩徐に静脈注射。

効果が不十分であれば繰り返すことも検討するが，その際には呼吸抑制の可能性により注意する。

ハロペリドールの併用も検討する。

処方例)

□ハロペリドール(セレネース®)5 mg 1A＋生理食塩水 100 mL 点滴静注。

◎ウェルニッケ・コルサコフ症候群

- ウェルニッケ脳症は眼球運動障害，運動失調，意識障害が三徴とされ，コルサコフ症候群では健忘，記憶障害，失見当識，作話が生じる。いずれもビタミン B_1(チアミン)の欠乏によって生じる一連の状態とされ，ウェルニッケ・コルサコフ症候群(Wernicke-Korsakoff syndrome)と呼ばれている。
- ビタミン B_1 の血中濃度が診断の参考にはなるが，臨床症状をみた時点で診断し治療に進むべきである。下記に挙げた項目のうち 2 つがあればウェルニッケ脳症と診断して治療に入る。

□摂食不良

□眼症状

□小脳症状

□意識状態の変容または軽度の記憶障害

● DSM-5-TR では「物質・医薬品誘発性精神疾患」を用いて「アルコール誘発性認知症/軽度神経認知障害」と診断することになる。診断に至らずとも閾値下の状態はアルコール使用症では非常に多く，いくらかのビタミン B_1 の補充はしておいたほうがいい。

◆ポイント

●ビタミン B_1 は糖代謝の補酵素として機能している。ビタミン B_1 欠乏のリスクを避けるため，重度のアルコール依存症の治療開始時，点滴をする際にはしばらく糖を含まない内容の選択を検討せよ。

●ビタミン B_1 の補充を行うが，ウェルニッケ脳症の診断に該当すれば，あるいはリスクが高ければ静脈注射で補充を開始する。明らかな症状がなくても，アルコール使用症では閾値下のウェルニッケ脳症の傾向を想定し，少なくとも経口薬で補充せよ。

✍ プラン

ビタミン B_1 を静脈注射で 5 日間補充し，その後に経口薬で補充を 2 ヶ月間続ける。

処方例） 下記のいずれか。

□ビタメジン® 静注用 100～200 mg＋生理食塩水 20 mL を 3 分間以上かけて静脈注射。

□アリナミン®F 糖衣錠 1 日量 100 mg＋ビタメジン® 1 日量 100 mg を分服。

◎他の物質の使用症（依存症）

●アルコール以外にも，覚せい剤（メタンフェタミン，アンフェタミン），MDMA，大麻など，他の物質でも使用症（依存症）は生じる。その作用や離脱症状は異なるが，診断基準は摂取欲求（渇望），コントロール障害，有害な使用，離脱症状の存在など，アルコール使用症とほぼ同等である。

●違法薬物であっても，本人が治療を求めて医療機関を訪れた場合，警察などへの通報を優先しない。違法薬物の依存に苦しむ者に罰を与えても，治療的な意義は乏しく，実際にその使用が減らないことがわかっている。ただし，違法薬物を医療機関に持ち込む者，そこで売買あるいは譲渡する者については，通報を含めた対応を検討する。

●その治療については，下記のとおり，多くがアルコール使用症と共通する。

●違法薬物であっても責めることを避け，本人が治療の可能性を考え医療機関を訪れ，通っていることを称賛する。

●問題や罪を突きつけるような直面化を避け，共感的な対応に努めながら，少しでも感じている罪悪感や問題の意識について本人から言葉を引き出し，さらにそこに共感的に対応する。

●少しでも治療的な試みに本人が取り組めていれば，その内容が不十分でも，明確に称賛する。

●薬物の乱用が止まらなかったり，断ったはずなのに手を出したりしたことにつき，本人から報告があっても責めないことを約束し，報告しやすい関係づくりに努める。報告を受けたときには叱責を避け，言いづらかっただろう内容を報告できたことを称賛する。薬物乱用の制御の困難さを本人と共有する。場合によっては，薬物を断つための(医療保護入院も含めた)入院を検討する。

●薬物乱用に至るパターンにつき，本人とともに分析して対策を練る。

・抑うつや不安，いらいらなどの不快気分が引き金になっている→薬物乱用の代わりになる対策を本人と検討する。

・暇な時間につい手が伸びる→時間の過ごし方，スケジュールにつき本人と検討する。

・友人や売人との接触が引き金になっている→引き金となる刺激をいかに避けるかを家族や関係者も含めて検討する(例：携帯電話から連絡先を消去または着信拒否する，その人たちのいる場に近づかないようにする)。

●ベンゾジアゼピン系の睡眠薬や抗不安薬の使用は，特に薬物の依存症の患者では，より強い依存が生じやすいと想定され，その使用には慎重な姿勢を要する。不安や不眠，いらいらなどに対して，多量にならないよう努めつつ抗精神病薬が使用されることも多い。

●薬物の乱用の結果，持続的または断続的に幻覚や妄想が生じることもある。その際には統合失調症と同等の治療を行う。

◎ギャンブル行動症

●ギャンブル行動症(gambling disorder)はいわゆる「ギャンブル依存症」であり，病的賭博とも呼ばれる。パチンコは，法的には(建て前として)賭博とは扱わないとされているが，臨床上はギャンブルとして扱うことに疑問はない。

●1年以内に以下の4つ以上が存在。躁状態によるものは除外する。

□興奮を得ようと掛け金を増やそうとする
□ギャンブルを中断したり中断を試みたりすると落ち着かなくなったり，いら立ったりする
□ギャンブルを制限したり減らしたり中止したりしても繰り返し失敗する
□ギャンブルに心を奪われている
□不快気分が生じたときにギャンブルしがち
□ギャンブルで失った金を取り戻そうと，後日またギャンブル
□ギャンブルへののめり込みを隠そうと過少に嘘の申告をする
□ギャンブルで，大事な人間関係/仕事/教育/職業上の機会を危険にさらしたり失ったりした
□ギャンブルによる経済的な危機に伴い，他人に金を求める

●下記のとおり，その治療の多くがアルコール使用症と共通する。

●ギャンブルにつき責めることを避け，医療機関を訪れたことを称賛する。

●問題を突きつける直面化を避け，少しでも感じている罪悪感や問題の意識について本人から言葉を引き出して共感的

に対応する。

●少しでも治療的な試みに本人が取り組めていれば，その内容が不十分であっても称賛する。

●ギャンブルに及んだことにつき，本人から報告があっても責めないことを約束し，報告しやすい関係づくりに努める。ギャンブルにつき報告を受けたときには叱責を避け，言いづらかっただろう内容を報告できたことを称賛する。ギャンブルの制御の困難さを本人と共有する。

●一度にギャンブルを断てれば理想的だが，それが困難なことは少なくない。時間や回数，費やす金額につき，実際に達成可能な小さな目標を本人と話しあって設定する。生活の内容や行われたギャンブル，ギャンブルの欲求の程度につき，日記帳/カレンダー/専用の用紙などに記録をつけるよう指示し，本人や家族，医療者で状況を共有する。

●運動や趣味，ボランティアなど，ギャンブル以外の活動の時間を増やすよう提案する。

●ギャンブルに及びやすいパターンにつき，本人とともに分析して対策を練る。

●薬物療法は行わない。

◎インターネットゲーム障害

●パソコン，ゲーム機，スマホなどを用いてオンラインで遊ぶゲームへの嗜癖，いわゆる「ゲーム依存」などと呼ばれるものである。

●１年以内に以下の５つ以上が存在するもの。

□ゲームにとらわれる
□ゲームをしないと落ち込んだりいらいらしたり不安になったりする
□ゲームに多くの時間や金銭を費やす
□ゲームをやめようとしてもやめられなかったり時間を減らそうとしても減らせなかったりする
□ゲームにのめりこみ，他のことが楽しめなくなる
□問題が生じていてもゲームを続ける
□どれだけゲームしているかについて，家族や医療者な

どに嘘をつく
□不快な気持ちを紛らわそうとゲームに没頭する
□ゲームにのめりこみ，ゲーム以外の交友関係，仕事，学校などに問題が生じている

●ICD-11では「ゲーム障害」が「ゲームのコントロールができない」「他の生活上の関心事や日常の活動よりもゲームを優先する」「問題が起きているのにゲームを続ける」の3項目で定義されている。
●薬物治療の対象ではない。ゲームから離れる時間を設けることを試みる。入院してゲームから離れる期間を設けることも試みられる。
●社会との繋がりを失ってオンラインゲームに没頭する者も少なくなく，就労，登校，フリースクールやデイケアの利用など，社会への参加を促す。

◎窃盗症

●強い衝動に突き動かされて万引きを主とした盗みについて繰り返す，いわゆる「万引き依存症」であり，医療者間ではしばしばクレプトマニア(kleptomania)と呼ばれる。

□窃盗の衝動に抗えずに繰り返される窃盗
□窃盗直前の緊張の高まりと，窃盗の最中や直後の快感/満足/解放感

●診断基準上は，「金銭的な価値や利益(自分で用いたり食べたりするため)を求めてのものではない窃盗」とされている。しかし，どうせ盗むなら自ら使用するものや価値があるものを盗むのは自然なことであり，それらを理由に窃盗症を除外すべきではない。
●怒りや攻撃性の表現としての窃盗，幻覚・妄想に影響された窃盗，素行症・反社会性パーソナリティ症などの素行の問題としての窃盗，躁状態によって生じた窃盗，生活の困窮による窃盗などは窃盗症とは扱わない。
●治療は他の依存症と共通するものが多い。違法性の点では

違法薬物の依存性との共通点が多い。行動の嗜癖である点ではギャンブル依存症との共通点が多く，窃盗症の診断が，窃盗を免責するわけではないことは本人や関係者と共有しておく。窃盗に及んだら，自ら店に出向いてその金額と一定の迷惑料を店に支払うことを提案する。
●神経性やせ症などの摂食症を併存している際には，並行して摂食症を治療する。

◎窃視症/窃触症

●いわゆる「のぞき」である窃視症(voyeuristic disorder)，そしていわゆる「痴漢」である窃触症(frotteuristic disorder)も，行動嗜癖，いわゆる依存症としての要素があると考えられている。
●性的な依存につき罰を与えても，治療的な意義は乏しく，実際にその行動が減らないことがわかっている。治療は他の依存症と共通するものが多く，その違法性の点では違法薬物の依存性との共通点が多い。行動の嗜癖である点ではギャンブル依存症との共通点が多い。その障害の診断が，その行動を免責するわけではないことは本人や関係者と共有しておく。
●SSRIを主とした抗うつ薬が性的な欲求をいくらか減らし，性的な問題行動を減らす可能性が指摘されている。必須ではないが，本人が意義を理解して希望するようであれば，うつ病や不安症への使用を参考にSSRIを使用する。抗うつ薬の継続が，定期的な通院を継続する助けになるかもしれない。

■眠れない「睡眠障害」

◎概要

●本人が不眠を訴えるのを聞いて不眠症の診断に飛びつくべきではない。その内容の吟味から始めよ。
●同じ「睡眠障害の訴え」であっても，その原因は患者により異なるため，安易な睡眠薬の処方・増量・追加のみでは，不眠は解消されがたい。

● DSM−5−TR では睡眠に関連する障害群として「睡眠・覚醒障害群」の診断基準が設けられている。

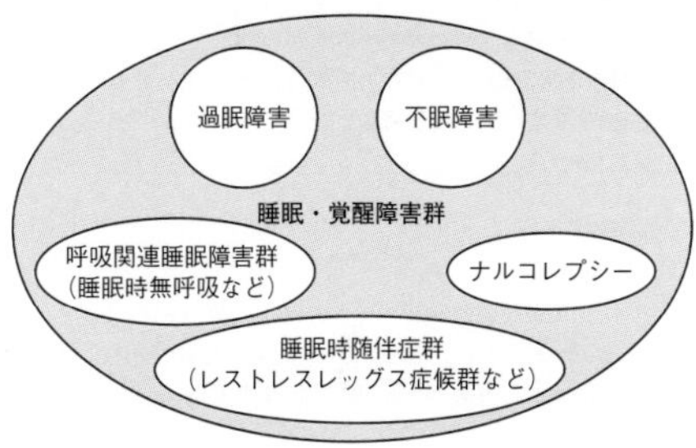

●一方，あらゆる睡眠障害に対して「睡眠衛生指導」が有効である。

●したがって，睡眠障害に対しては原則として睡眠指導を治療の主軸とし，補助療法として薬物を用いることを念頭におくこと。

◎睡眠欲求の過剰

◆ポイント

●不眠の訴えを聞いたら必ず，「何時に眠って，何時に目が覚めてますか？」のように入眠と覚醒の時間を尋ねるのみならず，「何時にベッドに入って，何時に出ていますか？」と**入床と起床の時間を確認せよ。昼寝の時間も確認せよ。**できれば家族などによる客観的な睡眠状態の情報も参考にせよ。

●**生理的な睡眠時間は成人で約 7 時間，高齢者で約 6 時間**である。

●本人がとろうとしている睡眠時間と，その年齢に合う睡眠時間が乖離していることは少なくない。生理的な睡眠時間に対して過剰な睡眠をとろうとすれば，入眠困難や（期待するよりも）早い覚醒，中途覚醒，睡眠の質の低下を招く。

●また，客観的には眠っていても本人が眠っている自覚を欠く睡眠状態誤認のこともある。

✍アセスメント
年齢に対する生理的な睡眠時間が（年齢に応じた時間を記載）時間であるのに対して，過剰な睡眠を求めた結果として不眠の訴えが生じている。

✍プラン
患者本人は睡眠薬を希望するが，その処方を避ける。
生理的な睡眠時間に合わせた入床時間と睡眠時間に，徐々に変更するよう指示する。眠くなるまでは入床せず眠くなってから布団に入るよう，そして目が覚めたら布団から出るように指示する。

◎不眠症

●夜間の睡眠が十分にとれず，日中に眠気を感じたり疲れを残したり影響が生じるもの。
●逆に言えば，**本人が夜に眠れないと言っていても，日中に眠気も疲れもなく，何も影響がなければ不眠症と扱うべきではない。**

◆ポイント

●すぐに睡眠薬の使用に飛びつくのではなく，まずは次のような睡眠衛生指導を行う。
・午前中に浴びる光が日中のメラトニン分泌を抑制し，それが夕方のメラトニンの増加をもたらすことを説明し，光を午前中に浴びるように指示する。その際，照明器具では足りず自然光が必要となる。紫外線を浴びる必要はなく窓辺の日光浴でもよく，カーテンを開けたまま就寝して朝日を自然と浴びられるように指導するのも手である。
・寝酒は入眠を促すことから適量であればいいように思われがちだが，アセトアルデヒドは覚醒を促す物質であり睡眠の質を低下させ，中途覚醒を招き，耐性が生じ，より難治の不眠をもたらしうる。

✍プラン
次のように指導する。
・就寝の 4 時間前以降のカフェイン摂取を避ける。
・日中に十分に運動しておく。
・昼寝はしても 30 分以内に抑える。
・午前中には光を浴び，夕方にはパソコンやスマートフォンなどの使用で目から光が入ることを避ける。
・入浴は寝る 1〜2 時間前を目安にぬるめの温度で入る。
・飲酒量を減らし，できれば中止する。

●十分な睡眠指導によっても不眠症が続くときには睡眠薬を用いる。
●診療報酬上，睡眠薬は 2 剤まで，抗不安薬と睡眠薬あわせて 3 剤までの併用が認められ，それを超す併用は減算される。
●ベンゾジアゼピン系やその類似物は依存を起こしやすく，注意を要する。短時間型の睡眠薬はより依存性が生じやすく，長時間型の睡眠薬は日中の眠気やふらつきが生じやすい点に，それぞれ注意する。
●ラメルテオン(ロゼレム®)とスボレキサント(ベルソムラ®)，レンボレキサント(デエビゴ®)以外ほとんどの睡眠薬は外来での処方日数が 30 日分に制限されていることに注意が必要である。
●スボレキサント(ベルソムラ®)とレンボレキサント(デエビゴ®)の併用は避ける。

✍プラン
睡眠指導を継続しつつ，睡眠薬を試みる。できるだけ 1 剤に，使用しても 2 剤までにし，3 剤以上は避ける。
処方例）下記のいずれか。
□ラメルテオン(ロゼレム®)8 mg　分 1 眠前。
□スボレキサント(ベルソムラ®)1 日量 20 mg(高齢者は

15 mg)分 1 眠前。
□レンボレキサント(デエビゴ®)1 日量 5 mg 分 1 眠前。2.5～10 mg を継続。

●ゾルピデム(マイスリー®)，ゾピクロン(アモバン®)，エスゾピクロン(ルネスタ®)は「Z 系」と呼ばれ，依存が生じづらい可能性が唱えられているが，**実際には依存が生じうる**。
●これら短時間型の睡眠薬は，処方の開始は簡単だがその終了が困難である点に注意する。

◎ベンゾジアゼピン系薬を続けている人

●長期的にベンゾジアゼピン系(や Z 系)の睡眠薬を続けた結果，依存症に陥っていることは多い。

◆ポイント

●これまで長い間，睡眠薬の使用が続けられてきた患者をみたとき，そのまま睡眠薬を漫然と続けず，常に漸減や中止の可能性を検討せよ。

✍ プラン

睡眠指導を繰り返し，睡眠薬の継続の意義を見直し，睡眠薬の減量や中止を試みる。

(短～中時間型の睡眠薬の場合)
半量にしてみるなど量を減らすことを試みる。持ち越し効果が問題にならないようであれば，短時間～中時間型のベンゾジアゼピン(やその類似物)を長時間型のベンゾジアゼピンに置換し，漸減を試みる。

(長時間型の睡眠薬の場合)
量を減らすことを試みる。または，ときにその睡眠薬を飲まない日を設けることを試みる。服薬しない日には入床時間を 1 時間ほど遅らせるよう指示する。

睡眠薬の中断が困難であれば，ラメルテオンやスボレキサント/レンボレキサントへの置換を試みる。
処方例） 下記のいずれか。
□ラメルテオン（ロゼレム®）8 mg 分 1 眠前に置換する。
□スボレキサント（ベルソムラ®）1 日量 20 mg（高齢者は 15 mg）分 1 眠前に置換する。
□レンボレキサント（デエビゴ®）1 日量 2.5～10 mg 分 1 眠前に置換する。
□長時間型の睡眠薬として，ニトラゼパム（ベンザリン®）1 日量 10 mg 分 1 眠前に変更し，1～5 mg ずつ漸減し中止を試みる。

◎睡眠薬を飲んでも不眠を訴える人

●安易に睡眠薬を追加することは避け，追加しても 3 剤以上にすることは避けよ。
●気分症や不安症，統合失調症など，他の精神障害による二次的な不眠である可能性を検討せよ。睡眠時無呼吸症候群やレストレスレッグス症候群の有無を改めて確認せよ。
●飲酒や喫煙，カフェインの摂取など，生活上の問題を確認せよ。眠前薬の服薬の時間，入床と起床の時間，昼寝の時間を確認し，生理的な睡眠時間との乖離の有無を確認せよ。生理的な睡眠時間よりも過剰に長い睡眠を求めている可能性に注意せよ。

◆ポイント

●服薬すべきタイミングは「眠る前」であって「眠りたい時間の前」ではない。短時間型の睡眠薬を，実際に眠れる時間よりも過剰に早く服用して効果が得られていない可能性を検討せよ。

◎入院患者の不眠の訴え

●多くの病棟では 21 時頃に消灯し，6 時頃に起床と定めているが，成人の生理的な睡眠時間からすると 9 時間の睡眠を求めるには無理がある。入院直後の患者であれば 21

時に入床するような睡眠パターンにはないのが普通だ。

- ●本人の生理的な睡眠パターンと病棟のスケジュールの乖離は，入眠困難や中途覚醒の訴えを招きうるが，**それは本来の不眠症ではない。**

◆ポイント

- ●入院患者から不眠の訴えがあったとき，看護師の観察などで実際の睡眠時間を確認し，年齢に相応する生理的な睡眠時間と比較し，不眠症といえるのかを吟味せよ。
- ●生理的な睡眠時間よりも短く，日中の眠気などの問題が生じているときには睡眠薬の使用を検討せよ。
- ●外来では不眠時薬を7回分ほど処方しても数週間以上かけて消費されるのが普通だが，入院患者であれば不眠時薬を毎日使用し，実際上の常用薬にしてしまうことも少なくない。
- ●入眠困難の訴えがあったときは，24時前であれベッドを離れて病棟の談話スペースなどでゆっくりすごし，眠くなってからベッドに戻るように指導する。そのためには，不眠時薬を処方する際に「24時以降に使用」などと時間を限定しておくのもひとつの手である。また，睡眠薬の服用時間を20～21時ではなく，もっと遅くしたほうがよりよい睡眠がとれるかもしれない。
- ●遅い時間に不眠時の頓用薬を使用する際には，翌日への持ち越しを防ぐべく長時間型の睡眠薬は避けたほうがいいだろう。

◎レストレスレッグス症候群(むずむず脚症候群)

- ●レストレスレッグス症候群(restless legs syndrome：むずむず脚症候群，またはエクボム症候群)は，主に**夜**，眠ろうとする時間帯になると**足がムズムズし**て足を**動かさずにいられなくなる**障害である。
- ●入眠困難を訴える者の中に，実際にはこの障害である者が少なからずおり，不眠をみたら「ムズムズしませんか？」と尋ねておく。
- ●その症状から「みえないほど小さな虫が足を這いまわる」

と皮膚寄生虫妄想を抱くこともあり，それを妄想症と誤診すれば治療に大きな間違いが生じうる。

●似た症状を訴えるものにアカシジア(akathisia)があるが，これはあくまで**抗精神病薬による副作用**であり，(夜に抗精神病薬を飲むのでなければ)夜という時間帯によらず出現する。

●「ムズムズする」「うずく」などの表現は分かりやすいが，火照りや冷汗，痛み，いらいら感などと表現されることもあることには注意を要する。

●レストレスレッグス症候群は，妊婦や高齢者に生じやすく，背景には腎不全や鉄欠乏が存在することが多い。eGFR が 60 を切る程度でも 5%に生じ，腎不全が強ければ高率に生じる。

✍ プラン

血液検査で鉄欠乏の有無を確認する。鉄欠乏が存在すれば鉄を補充する。それでも持続するか，鉄欠乏が存在しなければ，ドパミン作動薬を試みる。夕方のカフェイン摂取，喫煙，飲酒を避け，日中にほどよい運動をするよう指示する。

処方例)

□鉄欠乏であればクエン酸第一鉄ナトリウム(フェロミア®)1 日量 50～200 mg を分 1～2 で継続し，血清フェリチン濃度が 50 μg/dL を超えたら中止する。

□プラミペキソール(ビ・シフロール®)1 日量 0.125 mg 分 1 眠前を試み，必要に応じて漸増し 1 日量 0.75 mg まで試みる。

□上記が無効または使用困難なとき，クロナゼパム(リボトリール®)0.5 mg 分 1 眠前を試み，必要に応じて漸増し 2 mg まで。

□上記が無効なときに，ガバペンチンエナカルビル(レグナイト®)600 mg 分 1 夕食後を試みる。

◎周期性四肢運動障害

●周期性四肢運動障害(periodic limb movement disorder)は，

趾の背屈や膝関節の屈曲など，下肢を主とした四肢の運動の反復が 30 秒前後の間隔で周期的に睡眠中に繰り返し生じるもの。

●レストレスレッグス症候群に伴って生じることが多く，レストレスレッグス症候群と同等の治療が行われる。

◎睡眠時無呼吸症候群

●睡眠時無呼吸症候群(sleep apnea syndrome：SAS)は，睡眠中に 10 秒間以上の呼吸停止を繰り返す障害である。

●中途覚醒が生じたり睡眠が浅くなったりすることで，起床時に疲れが残ったり日中に眠気が残ったりし，「不眠症」「睡眠が浅い」が主訴であることが多い。それを誤診して睡眠薬を処方すれば，**ベンゾジアゼピン系やそれに類似する睡眠薬が SAS を悪化させる。**

●不眠症の訴えを聞いたときには必ず SAS を疑う。顎が小さい人や肥満傾向の人は，より可能性が高いと考えよ。

●本人が眠っている間，「イビキをよくかくのか」「呼吸が止まっていることがあるか」を家族などに問うことは非常に有意義である。睡眠時無呼吸症候群が疑われた時点で，生活指導を開始することは間違いではない。

●終夜睡眠ポリグラフ検査をすれば診断は確定する。重症例は専門外来への紹介が必要になる。

✍ プラン

肥満があれば，体重を減らすよう指示する。飲酒を避けるよう指示する。ベンゾジアゼピン系(やその類似物)の使用を避ける。睡眠中の仰臥位を避け，側臥位を維持する工夫を施す。

十分な改善が得られなければ，専門外来でのマウスピースや経鼻的持続陽圧呼吸(nCPAP)の使用を検討する。

◎ナルコレプシー

●ナルコレプシー(narcolepsy)では，日中に突然に眠り込む睡眠発作，笑ったり怒ったりするような感情の高ぶりに伴い脱力する情動脱力発作(カタプレキシー)，いわゆる金縛りとして体験される睡眠麻痺，寝入りばなや起き抜けに幻視や幻聴などの幻覚が生じる入眠時幻覚や出眠時幻覚が症候的に認められる。

● MSLT(睡眠潜時反復検査)では，ナルコレプシーの患者は日中に4回でも5回でも，昼寝を指示されるたび，8分以内に眠りこみ，通常は入眠してから90分後に生じるはずのレム睡眠がすぐに生じる。また，HLA検査ではHLA-DR2陽性で，髄液検査ではオレキシンの欠乏が認められる。

●次のような治療計画を立てる。

✍プラン

夜間に十分な睡眠をとるように指示する。自動車を運転しないよう指示する。

処方例)

睡眠発作を減らすため，薬物治療を試みる。

□モダフィニル(モディオダール®)1日量100 mg 分1朝で開始し，100～300 mg で維持する。

□メチルフェニデート(リタリン®)1日量10～60 mgを分服(処方には医師の登録が必要)。

モダフィニルとメチルフェニデートはそれぞれ，登録された医師のみが処方可能である。

□ペモリン(ベタナミン®)1日量25～100 mgを分服。肝障害の出現に注意を要し，優先順位は低く，定期的な血液検査が必要である。

情動脱力発作，睡眠麻痺，入眠時幻覚を減らすため，薬物治療を試みる。

□クロミプラミン(アナフラニール®)1日量10～50 mgを分服。

◎過眠障害/特発性過眠症

●日中の過度な眠気が続くもの。

●薬物治療は，ナルコレプシーの睡眠発作に対するものに準じる。

◎レム睡眠行動障害

●レム睡眠行動障害(REM sleep behavior disorder：RBD)は，眠っている間に夢に左右された行動をとる障害である。

●いわゆる「夢遊病」である睡眠時遊行症は，睡眠中に行動する点でレム睡眠行動障害と非常に似ている。ただ，睡眠時遊行症はノンレム睡眠中に生じ，若年に多く，ほとんどが年月とともに自然に寛解するものである一方，レム睡眠行動障害はレム睡眠中に生じ，中年〜老年期に出現するものであり，両者はまったく異なるものである。

●レム睡眠行動障害はレビー小体型認知症やパーキンソン病に伴いやすく，その時点で運動障害がなく認知症ではなくても，数年以内にパーキンソン病やレビー小体型認知症が発症する可能性が高く，注意して経過をみる必要がある。

●次のような治療計画を立てる。

> ✍ **プラン**
>
> 就寝の際，刃物などの危険物が身近にないようにし，転倒のリスクを減らす環境を作るよう指示する。クロナゼパムやラメルテオン，アセチルコリンエステラーゼ阻害薬を1剤ずつ試みる。レビー小体型認知症やパーキンソン病への進行の可能性に注意して経過をみる。
>
> **処方例）** 下記のいずれか。
>
> □クロナゼパム(リボトリール®)0.5 mg 眠前を開始し，効果と忍容性をみながら2.0 mgまでの増量を検討。
>
> □ラメルテオン(ロゼレム®)8 mg 眠前。
>
> □ドネペジル(アリセプト®)1日量3 mgで開始し，1日量5 mgに増量して継続。

◎睡眠時遊行症/夢遊病

●眠ったまま行動するもの。深いノンレム睡眠から部分的に覚醒することで生じる。睡眠の前半に生じやすく，目覚めた後，その間のことについて記憶を欠く。

●その間，他者が話しかけ揺さぶっても反応しなかったりまともに反応できなかったりし，なだめようとすると逆に興奮しがちである。
●ストレス，寝る前に見た刺激的なテレビ，睡眠不足などがこれを誘発する。
●転落，転倒，危険物などに気を付け，二段ベッドの上の段を避け，窓から落ちないようロックする必要がある。

◎睡眠時驚愕症/夜驚症

●夜，寝ている間の時間帯に急に眼を開けて強い恐怖感とともに叫び出すもの。目覚めてからその間のことを問われても記憶を欠いている。
●脳全体が深いノンレム睡眠にある中，部分的に覚醒することで生じる。
●何もしなくても 10 分ほどで落ち着く。刺激されると錯乱するため，刺激せず様子をみた方がいいとされる。
●寝る前の，スマホやゲームの使用，刺激の強いテレビ，カフェインなどがこれを誘発する。

◎睡眠関連摂食障害

●夜に眠ったまま，もしくは寝ぼけた状態で，大量に飲み食いするものである。その記憶は通常なく，あっても曖昧である。朝の満腹感や食欲不振を招きうる。
●食べる夢を見ているわけではなく，夢を見ていないノンレム睡眠が関連する。抗うつ薬が効くこともある。睡眠不足の解消，生活のリズムの改善が必要である。

◎悪夢障害

●悪夢を繰り返し見るもの。悪夢に苦しんだり，夜中に目覚めたり，睡眠に不安を感じたりする。
●子どもであれば，親の添い寝などで安心できる環境を整えることが有効である。抗うつ薬が悪夢を減らすのに有効なこともある。毎回，決まった悪夢であれば，悪夢の内容を書き出した上で，その悪夢のより良い続きを書き出し，それをイメージしてから眠りにつくと良い夢に変えられるという。

◎反復性孤発性睡眠麻痺

- ●入眠時や出眠時に，体を動かせなくなる睡眠麻痺，いわゆる金縛りが生じるものである。不安や恐怖感を伴い，入眠時幻覚や出眠時幻覚を伴うことが多い。
- ●体は動かせなくても眼球運動と呼吸は保たれる。数秒から数分で自然と終わり，体を動かそうと頑張ると終わることが多い。
- ●仰臥位，身体的疲労，ストレス，生活リズムの乱れ，睡眠不足，喫煙，飲酒で起きやすくなる。誘発因子を減らすことが有用である。抗うつ薬が効くこともある。

◎概日リズム睡眠・覚醒障害

- ●概日リズム睡眠・覚醒障害(circadian rhythm sleep-wake disorder)は，適切な睡眠相から少しずつずれていくものである。夜更かしと朝寝坊が徐々に悪化して昼夜逆転してはもとに戻ることを繰り返す「睡眠相後退型」と，早寝早起きが徐々に極端になってはもとに戻ることを繰り返す「睡眠相前進型」の2つがある。
- ●特に睡眠相後退型の患者は「不眠」を訴え睡眠薬を求めることが多い。そして，医療者も睡眠薬で適切な時間に眠らせれば治療できそうに思いがちである。
- ●しかし，**ベンゾジアゼピン系(やその類似物)の睡眠薬は概日リズム睡眠・覚醒障害には無効**であり，その処方は望ましくない。
- ●睡眠の記録をつけることは，診断のためにも治療のためにも有用である。
- ●次のような治療計画を立てる。

> **✍プラン**
> 睡眠相を整えるべくラメルテオンを用いる。他の睡眠薬の使用を控える。
> 睡眠の記録をつけるよう指導する。

処方例)
□ラメルテオン(ロゼレム®)1日量1〜2 mg程度(すなわち8 mgの錠剤を砕いた欠片)を，早寝早起きの人は朝方に，遅い人は夕方に処方。

◎睡眠薬

●代表的な薬物を挙げる〔他の薬物および詳細は「睡眠薬」(p.240)を参照〕。

◆非ベンゾジアゼピン系

□ラメルテオン(ロゼレム®)
・睡眠と覚醒のリズム，いわゆる体内時計に関わるメラトニン受容体の作動薬である。
・それ自体が眠気をいくらか誘うとともに，夜の服用に睡眠覚醒リズムを整える効果が期待できる。
・依存性はない。処方日数の制限はない。

□スボレキサント(ベルソムラ®)/レンボレキサント(デエビゴ®)
・覚醒の維持に関わるオレキシン受容体を遮断することにより睡眠を促す。
・依存性はない。処方日数の制限はない。

◆ベンゾジアゼピン系とその類似物

・どれもその作用機序はほぼ共通しており，主な違いは半減期である。
・ほとんどに「まるこう」と呼ばれるマークがつけられ，麻薬および向精神薬取締法で取り扱いが定められており，一度に処方できる日数はほとんどが30日分までである。

□超短時間型：**ゾルピデム(マイスリー®)**，ゾピクロン(アモバン®)，**エスゾピクロン(ルネスタ®)**，トリアゾラム(ハルシオン®)

□短時間型：ブロチゾラム(レンドルミン®)，エチゾラム(デパス®)，ロルメタゼパム(エバミール®，ロラメット®)，リルマザホン(リスミー®)

11

・入眠困難に有効である。中途覚醒や早朝覚醒を減らすことはない。
・服薬と実際の入眠の時間差が大きいときには意味を成さないだろう。
・日中に持ち越すことがなく，日中の転倒リスクは少ない。
・中断した際には反跳性の不眠が生じやすい。また，長時間型に比べて依存性が生じやすい。

□中間型：ニメタゼパム(エリミン®)，エスタゾラム(ユーロジン®)，**フルニトラゼパム(サイレース®)**

□長時間型：**ニトラゼパム(ベンザリン®，ネルボン®)**，フルラゼパム(ベノジール®，ダルメート®)，ハロキサゾラム(ソメリン®)，**クアゼパム(ドラール®)**

・入眠困難，中途覚醒，早朝覚醒を減らすことができる(長時間型が入眠に作用しないというのはよくある誤解である)。
・日中への持ち越しには注意を要する。
・中断時に反跳性の不眠は生じず，依存性は生じにくい。

■入院中に起こる意識の障害「せん妄」

◎概要

●せん妄は，「注意・集中力の低下」と「失見当識」を生じる「意識の障害」である。その症状は認知症と類似する部分も多く，患者家族にも「入院して急にボケた！」などといわれることがある。

●認知症が徐々に進行する(改善しない)のに対し，せん妄は「急に生じ，しばらくして改善しうる」のが特徴である。せん妄が生じた高齢者の約1/3は24時間以内に，約1/3は2ヶ月以内(または退院まで)に改善する。残りの1/3は2ヶ月後(または退院時)に症状が残存する[1]。

●せん妄でよくみられる症状の1つに「不穏」がある。ただし，不穏を生じる疾患は他にも多数あり，不穏を生じないせん妄もある。不穏の有無のみをせん妄の診断基準にしないこと。

●リスク因子は，高齢，術後，代謝に関わる基礎疾患や薬物

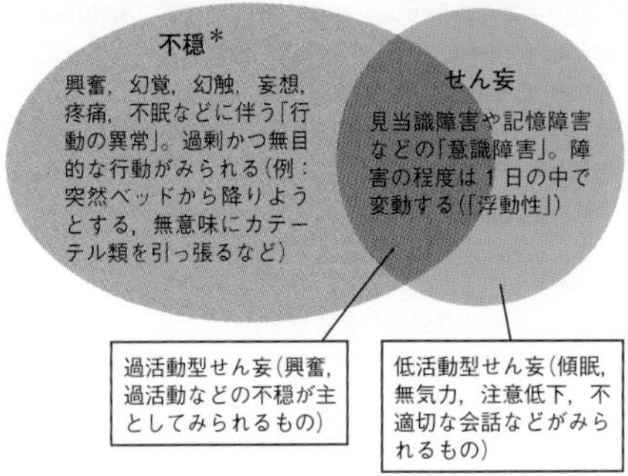

不穏*
興奮，幻覚，幻触，妄想，疼痛，不眠などに伴う「行動の異常」。過剰かつ無目的な行動がみられる（例：突然ベッドから降りようとする，無意味にカテーテル類を引っ張るなど）

せん妄
見当識障害や記憶障害などの「意識障害」。障害の程度は1日の中で変動する（「浮動性」）

過活動型せん妄（興奮，過活動などの不穏が主としてみられるもの）

低活動型せん妄（傾眠，無気力，注意低下，不適切な会話などがみられるもの）

＊せん妄が原因となり不穏となることもある。

治療，認知症，疼痛，点滴や尿道カテーテル，集中治療室のような特殊な周辺環境，などである。

- せん妄が生じれば，転倒など事故のリスクは増え，入院期間は延び，結果として病棟の管理負担も増えるばかりでなく，死亡リスクも増える。早期予防と早期対応が重要である。
- 治療には原則として抗精神病薬を用いる。「眠れていない」という症状には睡眠薬を処方したくなるかもしれないが，**意識の障害であるせん妄に対し，意識を低下させる睡眠薬の処方は状況を悪化させるので避けること**（ただしラメルテオンとスボレキサントは投薬可）。
- リスクのある患者の家族には，「せん妄が生じるかもしれない」ことを入院前に簡単に説明しておく。せん妄を生じた患者の家族には「認知症になったわけではない」「入院時によくある症状で，徐々に改善する」こと，その一方で「認知症や予後に関するリスクである」ことを説明すること。

◎せん妄

- せん妄（delirium）は，身体的な不調を背景に，注意の障害と意識の障害が数時間～数日間で生じ，その障害の程度が

1日の中でも変動する。しばしば入院を扱う医療現場で問題となると同時に，その後の身体的な予後にも関わる重要な病態である。

●看護師や診療録から状態の変動につき情報を収集し，場所/時間/人についての見当識を確認し，その間に注意集中を保てるかを確認する。

質問例）

□「ここがどこか分かりますか？」
□「今，何時か分かりますか？」
□「入院してどのくらい経ちますか？」
□「私が誰か分かりますか？何の仕事をしていると思いますか？」

●覚醒に揺さぶりや痛み刺激のような強い刺激を要する意識障害は，せん妄ではなく昏睡である。

●興奮，幻覚，幻触，妄想，不眠などに伴う不穏を主とするものは「過活動型せん妄」，無表情，無気力，傾眠などを主とするものは「低活動型せん妄」と呼ばれる。

●夜間に増悪する傾向のあるものは「夜間せん妄」と呼ばれ，しばしば**夜間不眠と勘違いされるが，ベンゾジアゼピン系（やその類似物）の睡眠薬で悪化する**ことには注意を要す。

●長期間の大量飲酒が入院により中断されていることもあり，その際はアルコール離脱せん妄を疑う必要がある〔「アルコール使用症」（p.121）を参照〕。

●ベンゾジアゼピン系やその類似物（睡眠薬や抗不安薬），抗コリン作用のある薬など，せん妄を誘発，増強している薬物が使用されていれば，可能な範囲でその減量や中止を検討する。

●身体的な抑制/拘束が必要になることもある。一般病棟で抑制をする際に，できるだけ家族等の同意を得ておくことが望ましい。精神科病棟で拘束する際には，医療保護入院であることが望ましく，精神保健指定医による診察と診療録記載が必要となる（一時的な抑制であれば非指定医でも理論上は可能だが，安易にその選択をすることは望ましくない)。また，身体的な抑制/拘束は，それ自体がせん妄の増悪因子にもなりうるため，必要最低限に抑える必要がある。

●しばしば家族は「認知症になった」と危惧する。せん妄は一般的に入院患者の10人に1人，高齢者や手術後の2人に1人と頻繁に生じ，多くが一過性の病態であることを説明しておく。同時に，本質的な認知症のリスクであることや生命予後不良のリスク因子であることも伝えておくことが望ましい。

✍ **プラン**

せん妄の出現が危惧される際，または，せん妄が生じた際には，昼夜のリズムを保つよう，昼間はカーテンを開けたり窓辺ですごさせたりして光を浴びさせ，日中の覚醒を促し，夜の照明を減らし，夜間の睡眠を確保し，カレンダーや時計など，日時を把握する手がかりが視界に入るようにし，家族の面会を促す。

処方例）以下のいずれか。

□ラメルテオン(ロゼレム®)8 mg 眠前。
□スボレキサント(ベルソムラ®)20 mg(高齢者は15 mg)眠前。
□レンボレキサント(デエビゴ®)2.5〜10 mg 眠前。

夜間に不穏が生じている際には，以下を定時および頓用で使用する。せん妄が消退した後に漸減し中止する。場合によっては，身体的な抑制/拘束を必要とすることもある。

処方例）以下のいずれか。

□クエチアピン(セロクエル®)25〜100 mg 眠前(糖尿病では禁忌)。
□リスペリドン(リスパダール®)0.5〜2 mg 眠前。
□ハロペリドール(セレネース®)5 mg 1A＋生理食塩水100 mL15分〜数時間で点滴静注。

クエチアピンは鎮静作用が強く，パーキンソン症候群などの錐体外路症状は生じづらい。リスペリドンは錐体外路症状の出現には注意を要する。ハロペリドールは錐体外路症状が生じやすいが，点滴で使用でき，本人の協力が得られなくても投与できる。

●低活動型せん妄であれば抗精神病薬を用いず，せん妄の原因や背景となるものへの対処を続ける。

◎通過症候群

●頭部外傷の後に一時的に出現する状態であり，健忘，幻覚，気分や自発性の低下，易怒性，逸脱行為など，症状はさまざまである。

●せん妄が日にち単位で経過するのに対し，通過症候群は週や月の単位で続くものである。

●幻覚や興奮などは抗精神病薬などで鎮静が試みられる。

◎高次脳機能障害

●大脳皮質において，運動野や感覚野などの一次野のシンプルな機能に対して，さまざまな情報を統合し，判断，記憶，指令を出すなど連合野の高度な機能は高次脳機能と呼ばれる。これが障害されるのが高次脳機能障害である。

●脳梗塞，脳出血，くも膜下出血，外傷性脳損傷，脳腫瘍，感染症，脳炎などさまざまな原因で生じうる。

●失語，失行，失認，記憶・注意・意欲の障害，感情障害，幻覚・妄想，判断力の障害，問題解決能力の障害，行動異常など，障害される部位によってさまざまな症状が生じうる。

●原因の治療とともに対症療法としての薬物療法が試みられるが，長期に残存するものはリハビリテーションを要する。

■人格的な偏り「パーソナリティ症」

◎概要

● DSM-5-TR では，以下のパーソナリティ症が挙げられている。ここでは概略を一言で説明しているが，それぞれに詳細な診断基準が設けられている。感覚的な診断ではなく厳密な診断に努め，基準に満たないものは「他の特定の」

を用いるか正常と診断せよ。

A群
□猜疑性パーソナリティ症:「○○された」と疑い怒る人。
□シゾイドパーソナリティ症:人に無関心で無感情な人。
□統合失調型パーソナリティ症：妄想っぽくて陰性症状がある変わった人。
B群
□反社会性パーソナリティ症：向こう見ずで他人を大切にしない，違法行為，暴力，嘘などを繰り返す人。
□ボーダーラインパーソナリティ症：対人関係が不安定で，情動も不安定で，自傷行為などの自分を大切にしないことをする人。
□演技性パーソナリティ症：感情表現が過度で芝居がかっており，人の注意を集めようとする人。
□自己愛性パーソナリティ症：自分が特別ですごくて偉いなどと思いたがり，他の人を利用しようとする人。
C群
□回避性パーソナリティ症：緊張や失敗をしうる色々な物事に不安を抱いて，それらを避けてしまう人。
□依存性パーソナリティ症：さまざまな面で人に面倒をみてもらうことに依存し，面倒をみてもらえなければ不安になったり困ったりする人。
□強迫性パーソナリティ症：秩序や完璧さや統一性にこだわりすぎる人。

●上記に該当しないものも「他の特定されるパーソナリティ症」と診断することが可能である。
●回避性を「嫌なことを避ける人」，依存性を「物事を人任せにする人」または「酒や煙草に依存する人」，強迫性を「慢性化した強迫症」と誤解してはならない。
●パーソナリティ症に有効な薬物はなく，無闇に向精神薬を用いるべきではない。精神療法が主体となる。

■ A 群

◎猜疑性パーソナリティ症（妄想性パーソナリティ障害）

●他者の動機を「悪意がある」と解釈し，不信と疑い深さを特徴とするものである。情緒興奮性，好訴性を特徴とするパラノイド人格の概念がもととなったものである。下記の 4 つ以上で診断される。

- □その根拠が乏しくても「利用される」「危害を加えられる」「騙される」と他者を疑う
- □友人や仲間でも，人の誠実さや信頼を不当に疑わずにいられない
- □情報が悪用されると恐れ，自分の秘密をしゃべらない
- □悪意のない言葉や出来事に自分をけなす/脅す意味が隠されていると読む
- □恨みを抱き続ける。「侮辱・軽蔑された」「傷つけられた」と思いこみ許さない
- □客観的にはその攻撃が認められなくても，自分の性格や評判に対して攻撃されたと，すぐ怒って反応し逆襲しようとする
- □妻/夫や交際相手の浮気を不当に何度も疑う

●医療者は一貫して患者の主張の真偽を判断しない立場をとり，あくまで本人の心的苦痛に焦点を当てた関わりを試みる。

●患者を尊重し，医療者への不信感を招かないよう注意し，自己評価，自己有効感を高める関わりを要する。

●それまでの出来事を振り返り，周囲との認識の相違がトラブルを招き，それが本人の負担になっていることを本人と共有する。本人の疑念や攻撃性に満ちたその行き過ぎた言動を控え，療養を優先することを促すことになる。

◎シゾイドパーソナリティ症

●社会的孤立，引きこもり，感情表出の乏しさを特徴とするものである。下記の 4 つ以上で診断される。

13

□親密な関係を望まないし，楽しまない
□ほとんどいつも孤立した行動を選ぶ
□親子兄弟姉妹以外に親しい/信頼できる人がいない
□他者との性体験にほとんど興味がない
□喜びを感じる活動がほとんどない
□情動的冷淡さ，平板な感情，周囲への関心の欠如
□賞賛や批判に無関心に見える

◎統合失調型パーソナリティ症

●親密な関係で急に不機嫌になること，認知的・知覚的歪曲，行動の風変わりさを特徴とするものである。下記の5つ以上で診断される。

□関係念慮(関係妄想は含まれない)
□テレパシーや第六感を信じること，迷信深さなど，行動にまで影響する奇異な信念や魔術的思考(その文化で説明できるものではない)
□異常な知覚体験(身体的錯覚など)
□曖昧だったり回りくどかったり，抽象的だったり，細部にこだわりすぎたり，紋切り型だったりするような奇異な考え方と話し方
□疑い深さ，または，妄想様観念(他の体験から了解的に発生するもの)
□不適切な感情，または，収縮した感情
□奇妙/風変わり/特異な行動や外見
□親子兄弟姉妹以外に親しい/信頼できる人がいない
□社交不安(慣れで軽減せず，自己卑下よりも妄想的恐怖を伴う)

13

■B群

◎反社会性パーソナリティ症

●他者の権利を軽視し，規範や法律を無視する傾向があるものである。下記の3つ以上で診断される。

□法的に社会的規範に不適合。逮捕されるような行為の繰り返し
□繰り返し嘘をつき，偽名を使い，利益・快楽のために人をだますような虚偽性
□将来に対して無計画で衝動的
□暴力的な喧嘩，暴力に及ぶなど，攻撃性やいらだたしさ
□自分についても他人についても安全を考えない無謀さ
□仕事を安定して続けられず，払うべきお金を払わないなど一貫して無責任
□他人を傷つけたり，いじめたり，盗んだりし，そのことに無関心だったり正当化したりする良心の呵責の欠如

●反社会性パーソナリティ症そのものは医療の対象とはされていない。

◆サイコパス

●DSM-5-TRでは扱われていない。反社会性パーソナリティ症の中核群がサイコパスと考えられている。下記の対人的，感情的，生活様式の，および反社会的な特徴を持つ。

□対人的特徴，表面的な魅力，尊大な自己意識，他者操作性，病的な虚言癖，長続きしない婚姻関係
□感情的な特徴，良心の呵責や罪悪感の欠如，浅薄な情緒性，自分の行動に対する責任感の欠如，共感性欠如・冷淡性
□生活様式の特徴，行動のコントロール欠如，暴力や窃盗などの衝動性，刺激希求性，現実的・長期的な目標の欠如，無責任性，寄生的なライフスタイル
□反社会的な特徴，幼少時の問題行動，少年非行，早期からの行動的問題，仮釈放の取り消し，犯罪の多方向性

●罪悪感や，脅威刺激への反応が乏しく，危険な行動に及びがちである。不快な刺激への衝動的・反応的攻撃が起きやすく，同時に，利益を得るという目的意識を持った道具的攻撃にも及びがちである。相手がかわいそうな状況だと頭で理解する認知的共感はできるが，心に響く情緒的共感を欠き，自らの攻撃性や犯罪行為にブレーキがかかりづらい。
●基本的には生まれつきの脳の特性によるもので，生い立ちにより同様の傾向を持つ者はソシオパスと呼ばれることもある。
●サイコパスそのものは医療の対象とはされていない。

◎ボーダーラインパーソナリティ症

●自傷する者を安易に「ボーダー」などと呼ばず，下記の 5 つの存在を確認せよ。

□見捨てられ不安
□理想化とこき下ろしで特徴づけられる不安定で激しい対人関係
□同一性の混乱（持続的に著しい不安定な自己像）
□自己破壊的な衝動（浪費，性行為，物質乱用，無謀な運転，むちゃ食いなど 2 つ以上。ただし自殺や自傷を除く）
□反復する自殺企図や自傷の繰り返し
□気分反応性による感情の不安定性
□慢性的な空虚感
□激しい怒りや，怒りの制御の困難
□ストレスに関連して生じる一過性の猜疑念慮や解離

◆投影性同一視

●自分自身の良くない気持ちを扱いきれず，他者のものだと考えるもの。例えば，人を嫌うことを不適切と思っている者が，他者に嫌悪感を抱いた際に自分の気持ちを認められず，その気持ちを相手のものだとみなして「あの人が自分を嫌ってる！」と言いだすようなもの。

13

◆見捨てられ不安

- 重要だと思っている他者から見捨てられるのではないかと過度に不安になるもの。
- 実際には不安に限らず抑うつ，憤り，恐怖，罪悪感，無力感，空虚感などの形をとりうる。そうした不快な感情が刺激され，さまざまな行動に及びうる。

◆スプリッティング

- 一般的には，他者を認識するときには，その人の良いところも悪いところもあるのを知りつつ，その人丸ごとを受け止めて関係がつくられる。しかし，その人の良い部分だけに注目してその人を「良い人」と思ったり，その人の悪い部分だけに注目してその人を「悪い人」と思ったり，その部分やその瞬間の快・不快で関係性を考えてしまうことは部分対象関係と呼ばれ，ボーダーラインパーソナリティ症の特徴とされる。
- そのとき見る部分によっても変わる不安定なものだが，白/黒，良い/悪いといった極端な評価をもたらす。これはスプリッティングと呼ばれる。

◆アクティングアウト

- 自分の体験や感情を抱えていられず，主に不適切な行動，すなわち物の破壊，自傷，暴力，薬物乱用，不適切な性的行為などの行動に移してしまうもの。
- その個人が持つ人生の台本を演じる（アクトする）上で，頭の中で思考することなく頭の外（アウト）の行動に出ると解釈される。行動化とも呼ばれる。

◆ポイント

- 他の精神障害（特に双極症）との鑑別が必要となり，ボーダーラインパーソナリティ症（borderline personality disorder）と診断した後も，他の精神障害が隠れている可能性には注意して経過をみること。
- **自殺企図や自傷行為を繰り返し，死に至らないのをみて「死ぬつもりがない」と解釈してはならない。**多くは慢性的に希死念慮を抱き，その程度が強まったり弱まったりし，最終的に死に至るリスクは非常に高い。重症度が高くない自殺未遂者が救急外来に運ばれてきた者に対して医療者が「この程度で死ねるわけがないのに」「死ぬ気なんて最初からなかったくせに」などの侮辱的な言葉を発してしまうものはガッデム症候群と呼ばれる。

●精神療法が治療の主体となる(下記参照)。

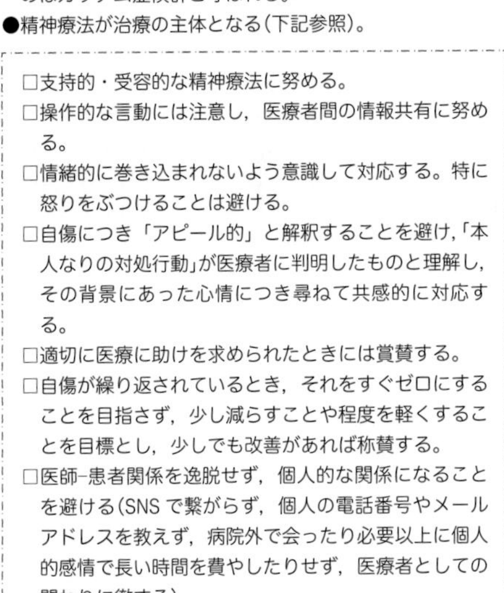

□支持的・受容的な精神療法に努める。

□操作的な言動には注意し，医療者間の情報共有に努める。

□情緒的に巻き込まれないよう意識して対応する。特に怒りをぶつけることは避ける。

□自傷につき「アピール的」と解釈することを避け,「本人なりの対処行動」が医療者に判明したものと理解し,その背景にあった心情につき尋ねて共感的に対応する。

□適切に医療に助けを求められたときには賞賛する。

□自傷が繰り返されているとき，それをすぐゼロにすることを目指さず，少し減らすことや程度を軽くすることを目標とし，少しでも改善があれば称賛する。

□医師–患者関係を逸脱せず，個人的な関係になることを避ける(SNS で繋がらず，個人の電話番号やメールアドレスを教えず，病院外で会ったり必要以上に個人的感情で長い時間を費やしたりせず，医療者としての関わりに徹する)。

●弁証法的行動療法が有効とされているが，習得している治療者(臨床心理士や精神科医)は限られている。

●抗うつ薬は「気分を上げる薬」ではなく，あくまで「うつ病治療薬」である。よって，**ボーダーラインパーソナリティ症では抑うつ状態が慢性的に続くことがあるが，本質的にうつ病でなければ抗うつ薬は効かない。**抑うつエピソードを満たしうつ病の診断に合致するとしても，若年で発症する抑うつ状態は抗うつ薬が効かない双極症の可能性が高いことを意識せよ。SSRIを用いてその有効性をみるのも手ではあるが，効果がなかったり一時的に効果があってもそれが後に失われたりするようであれば，漫然と処方を続けず漸減し中止する。

●抗精神病薬は，怒りや衝動性にいくらかの効果はあるかもしれない。しかし，その効果は限定的であり，欲を出して多量に処方せず，少量か頓用にとどめること。

●衝動性を抑えようとバルプロ酸が用いられることもあるが，女性患者の場合バルプロ酸の服用下での妊娠は児に重大な悪影響が生じかねず，推奨しがたい。炭酸リチウムは過量服薬されれば命に関わりうる点で注意を要し，少量を短期間分(例えば7日間分)だけ処方するのも手である。

●抗不安薬や睡眠薬は，脱抑制をもたらし衝動行為を増やす可能性や，依存や乱用のリスクがあり，その使用には慎重な姿勢が望まれる。

●他のパーソナリティ症にもいえることだが，**そもそも，薬物治療が本質的に効くわけではなく，必要でもない。**患者は薬を選り好みして残したり，生活が安定せず服薬が乱れて余ったり，過量服薬目的にため込んだりすることが多く，薬の処方が結果的に過量服薬を助けてしまう可能性に注意を要する。

◎演技性パーソナリティ症

●他者の注目や評価を求め続けるものである。下記の8つのうち5つ以上で診断される。

□注目の的になっていないと楽しくない。そのため，出会った人に情熱的だったり，こびを売ったりさまざまな方法で注目の的になり続けようとする。自分に注意を引きつけようと作り話をしたり騒動を起こしたり何か劇的なことをする。

□しばしば不適切なほど性的に誘惑的，または，挑発的な行動をとる。

□関心を引くために身体的外見を一貫して用いる。自分の容姿を他者に印象づけることに熱心で服や化粧などに労力・費用を費やす。
□情動表出が浅薄で，すばやく変化する。
□過度に印象的だが内容がない話し方をする。
□自己演劇化され，芝居がかった態度をとり，誇張した情動表現をする。
□被暗示的で，他人や環境の影響を受けやすい。意見や感情は，他者や流行に影響されやすく，軽々しく信じやすいこともある。
□対人関係を実際以上に親密なものと思う。

●患者は自分の気持ちを読み取ってもらえると期待しがちだが，自分の感情や考えを行動ではなく言葉で表現できるようになることを指導する。

13

◎自己愛性パーソナリティ症

●自己愛にとらわれている人のことである。自信を持ちたがり，自信があるように振る舞うが，その自信は現実に根差さず，批判や挫折で自尊心が傷つきやすい。下記の5つ以上で診断される。

□業績や才能を誇張したり，すごいと思われることを期待したりするような，自分が重要だという誇大な感覚
□成功，権力，才気，美しさ，理想的な愛などの空想にとらわれている
□自分が特別で独特だから，特別な人や地位の高い人/団体じゃないと自分を理解できないと思っている
□自分が特別で独特だから，自分には特別な人や地位の高い人/団体と繋がりがあるべきだと思っている
□過剰な賛美を求める
□特別な取り計らいや，自分が期待すれば相手が自動的に従うことを期待するような特権意識
□自分自身の目的達成のために，人を不当に利用する

□他人の気持ちや欲求を認識しようとしないし，それに気づこうとしない共感の欠如
□他人に嫉妬したり，嫉妬されていると思ったりする
□尊大で傲慢な行動・態度

●特権意識が前面に出る「誇大型自己愛傾向」と批判に傷つきやすい「過敏型自己愛傾向」の２つのタイプがある。
●自己愛性パーソナリティ症そのものを主訴として医療機関を受診することはなく，抑うつや不安などの他の症状を主訴として受診し，その背景として自己愛性パーソナリティ症の診断に至ることがありうる。
●薬で治療困難な抑うつの背景に不安自己愛性パーソナリティ症があることを説明することになるが，その際に本人は「批判された」と受け取りがちである。本人が受け入れられる範囲で少しずつ伝えて解釈をうながしていくことになるであろう。

■C 群
◎回避性パーソナリティ症
●自信を持てず，社会的な場面を避けるものである。社交不安症との関連が強い。以下の４つ以上で診断される。

□批判，非難，拒絶を恐れて重要な対人接触のある職業的活動を避ける。
□好かれていると確信できなければ人と関係を持ちたがらない。
□恥をかかされる，嘲笑されることを恐れて親密な関係でも遠慮する。
□社会的な状況で批判・拒絶されることに心がとらわれている。
□不全感により新しい対人関係状況で抑制が生じる。
□「自分は社会的に不適切」「人間として長所がない」「他の人より劣っている」と思っている。

□恥をかくのを恐れて，リスクをとることや新しい活動を始めることに，異常なほど引っ込み思案である。

◎依存性パーソナリティ症

●自信がなく，人に依存せずにいられないものである。下記の8つのうち5つ以上で診断される。

□誰かに助言・保証してもらわないと，日常的な物事でも決められない。
□自分の責任で物事をこなせず，誰かに責任をもってもらわないと，ほとんど何もできない。
□助けてもらったり認めてもらったりしてもらえなくなるのを恐れて，人の意見に反対できない。
□判断や能力に自信を持てず，自分の考えで計画・実行できない。
□人の世話・支えを得ようと，嫌なことでも自分からするなどやりすぎる。
□自分で何もできないのではないかと過度に恐れ，一人になると不安や無力感を感じる。
□誰かと親密な関係が終わると，世話・支援してくれる別の人を必死で求める。
□孤独になって何事も自分でしなければならなくなることを，非現実的なまでに恐れる。

◎強迫性パーソナリティ症

●細部に執着する完璧主義である。下記の4つ以上で診断される。

□活動の主要点が見失われるほど，細目，規則，一覧表。順序，構成，予定表といったものにとらわれる。
□完璧主義すぎて課題の達成の妨げになる。
□経済的な理由もなく，仕事と生産性にのめりこみすぎて，娯楽や友人関係を犠牲にする。

□道徳，倫理，価値観の点で，過度に誠実で良心的で融通がきかない。
□感傷的な意味がなくても，使い古した物や価値がない物でも捨てられずにいる。
□自分のやり方どおりでないと，人に仕事を任せられず，人と一緒に仕事ができない。
□自分のためでも他人のためでも金銭的にケチで，お金は将来の破局のために貯めこんでおくべきものだと思っている。

●強迫症の合併が多い。柔軟に対応できず仕事などで不適応が生じがちである。完璧主義を周囲に押し付け，他者との軋轢が生じがちである。

●完璧主義が生活に及ぼしている悪影響を本人と確認し，完璧主義的な行動を減らして慣らすことを指導する。作業に遅れが生じなくなったり周囲との軋轢が減ったりする良い影響を本人と共有する。

◆HSP(highly sensitive person)

●一般的に「繊細な人」と呼ばれる傾向にある。精神障害ではないが，世の中でこの語が流行したため，精神科医療に関わる者はその意味を知っておく必要がある。下記の4つが特徴とされる。

□複数の物事を同時並行でパッと処理するより，一つひとつを深く考えることを好むなど，物事を深く処理する傾向。
□眩しい光や強い臭い，大きな音などに敏感で，強い刺激に圧倒されやすく，強い刺激より繊細なものを好むなど，刺激の受けやすさ。
□周りの人の気持ちの影響を受けやすく，言い争う場面を見て動揺し，美術や映画に感動しやすいなど，共感的・情動的に反応しやすい傾向。

□物事の変化に敏感で，生活の変化を好まないなど，わずかな環境刺激への気づきやすさ。

■社会性の欠如や落ち着きのなさ「神経発達症」

◎概要

●近年，注目が集まっている発達障害という概念は，1つの障害とはいえず，その中には自閉スペクトラム症（自閉症スペクトラム障害）や注意欠如多動症（ADHD），学習症などが含まれている。患者ひとりを扱う上で，単に「神経発達症（発達障害）」と呼ぶのは望ましいことではない。診断の際には発達障害のいずれかを吟味せよ。

●いずれも，現時点で原因は不明である。育て方によるものではないことは明らかになっており，患者の養育者にはその点をはっきりと説明しておく。

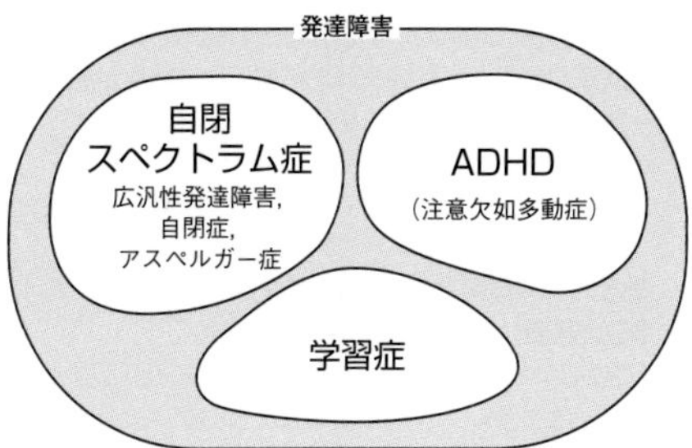

◆自閉スペクトラム症

●人生の途中で発症するものではなく，生まれつきの障害が成長の過程で判明するものである。画像検査や脳波，血液検査などは研究こそされているが，臨床的に使えるものはなく，臨床症状の確認が重要である。

● 「少し変わっている」「少し対人関係が苦手」というだけで診断を下すべきではない。

◆ADHD

● 「注意の欠如」と「多動」がみられる障害である。多動は成長にしたがい消失することがある一方，注意の欠如は成長後も残存することが多い。

◆学習症

●知的な遅れはないが，いわゆる「読み・書き・そろばん(計算)」などの能力に問題が生じるものである。
●学齢期に始まるが，障害のある能力に対する要求が本人の能力を超えるまでは，障害が明らかとはならないかもしれない(例：時間的制限を設けられた読み書きを伴う課題や試験，過剰な学業的負担)。

◎自閉スペクトラム症

●自閉スペクトラム症(autism spectrum disorder：ASD)の診断は，安易に感覚的に下されがちな傾向があるが，実際には基準が定められた症候群である。次の特徴が幼少時から一貫して続いているかを確認せよ。

A)下記の3つすべてで示される社会的コミュニケーションや対人的相互反応
□社会的・感情的交流の欠陥(異常な距離で話す，日常会話が困難，感情の共有ができない)
□非言語のコミュニケーションの欠陥(アイコンタクトやジェスチャー，表情によるコミュニケーションの問題など)
□関係を作り，維持し，理解することの欠陥
B)下記の2つ以上
□常同的または反復的な行動や言動(物を一列に並べる，物を叩き続ける/回し続ける)
□変化を拒み，ルーチンに固執し，物事を儀式化

□強く制限され固執した，強さや内容の点で異常な興味
□感覚刺激への反応の異常(痛みやぬくもりなどに無関心，赤ちゃんの泣き声や鈴の音を嫌う，触れられることを極端に嫌う)

●基準に合う症状が確認できるまでは「〜の傾向」や「〜の疑い」にとどめ，社会的コミュニケーション症の診断に合致するかを検討せよ。具体的には下記のような症状がある。みられる症状は，その個人によってさまざまである。

□スケジュールやルーチンが(場合によっては分刻みで)決まっていて，それにこだわる。
□ルールにこだわる(「廊下は右側通行に決まっているでしょう！」)。
□予定の変更に弱い・臨機応変にできない。
□興味の偏り(「野球の試合はみませんが，選手の生年月日はすべて記憶してます！」)。
□特定の音・光といった刺激が苦手。
□共同注意が乏しい(両親が「みてごらん」と指差した先に注意を向けない)。
□同音異義語の理解に困難を伴う(「シンチョウ伸びた？」→「慎重？ 新調？ 身長？ 清朝？ どれかわからない！」)。
□クレーン現象：他者に物を依頼するときに，その人の手をとって目的の物の方に持っていく行動のこと。例えば，ジュースを飲みたくて母親の手を取って冷蔵庫に母親を連れて行ったり，見たいテレビ番組があるときに他者の手をリモコンのところに引っ張っていったりするなど。広義には，物を指さすときに，誰かの指を使って指さすことも含まれる。
□逆さバイバイ：バイバイと手を振るとき，普通なら相手に手のひらを向けるところ，相手に手の甲を向け，自分に手のひらを向けて手を振ってしまうこと。イマ

14

ジネーションの困難により，自己から他者への視点変換が想像できないままバイバイを模倣することで生じる。

□タイムスリップ現象：過去の出来事を，まるで今起こっていることのように扱うもの。過去と現在を混同するエクムネジーのひとつ。過去のつらい体験の再体験である心的外傷後ストレス症のフラッシュバックと異なり，自閉スペクトラム症のタイムスリップ現象は，つらい体験だけでなく，楽しい体験でも起きうる。

□エコラリア（反響言語）：他者の言葉を意味なくそのまま繰り返すもの，いわゆるオウム返し。相手の言葉を理解できない言語理解の困難の表れ，返事をする代わりにただ繰り返すようなコミュニケーションの問題，言語習得の過程として生じると考えられている。

□聴覚過敏：日常的な物音が苦痛に感じられるもの。少量の抗精神病薬で弱まることもある。

● DSM-IV では，（厳密には異なるが）DSM-5-TR における自閉スペクトラム症の特徴を持ちながら，知的発達症を併せ持つものは「自閉症」と呼ばれ，知的な問題を伴わないものは「アスペルガー障害」と呼ばれていた。

●診断基準ではないが，自閉スペクトラム症を理解する上で，次の「三つ組」が参考となる。この3つを満たすものは「カナー症候群」と呼ばれる。知的な障害を伴わないものは「アスペルガー症候群」と呼ばれ，ほぼ同義の概念だが，知的な障害を伴わない（境界域以上の）ものは「高機能自閉症」とも呼ばれる。

□社会性の障害，他者の感情の理解，暗黙の了解，常識の獲得などが適切にできない。

□コミュニケーションの障害，言語能力自体に問題がなくても言語表現が偏り独特な言葉を用いる。キャッチボールとしての会話が困難で，空気を読めず，表情や視線，ジェスチャーを十分に理解できずうまく使えない。
□イマジネーションの障害，目の前に具体的にあるものは理解できるが目の前にない物や可能性を理解しづらい。物事を直感的に理解しにくく応用が利かず，予想外のことに対応しづらい。

●その他，自閉症スペクトラム指数(autism-spectrum quotient：AQ)が診断の参考とされることもある。成人用では33点以上，児童用では25点以上が自閉スペクトラム症の診断の参考となる。
●薬物治療の余地はあまりない。易刺激性，多動，興奮に対して少量の抗精神病薬が奏効することがある。

プラン
易刺激性，多動，興奮に対して抗精神病薬を試みる。有効/無効に関わらず，その量を多量にすることを避ける。
処方例） 下記のいずれか。
□リスペリドン(リスパダール®)1日量0.5 mg分1で開始し，4日目に増量して1日量1 mgを分2で使用し，最大1日量3 mgを用いる(体重20 kg以下であれば1日量0.25 mgから開始し，1日量0.5 mgに増量し，1日量1 mg以内)。
□アリピプラゾール(エビリファイ®)1日量1 mg分1で開始し，必要に応じて1〜3 mgずつ増量し，最大でも1日量15 mg以内とする。

●本人の理解力に合わせた平易な分かりやすい言葉を用いて助言する。**感情的な叱責は情動を不安定にし，適切な学習を困難にするため避け，冷静に事務的にルールを教える。**臨機応変な対応は求めず，**適応的な行動のルールを細かく具体的に指示する。**
・たとえばズボンを履くよう指示する際には「ズボンを持とう。向きをそろえよう。右足を右側に入れよう……」のように伝える。

- 「ちょっと待って」などの曖昧な表現を避け，「5分間待って」などの具体的な内容で伝える。
- 文書や貼り紙など，**視覚化して伝える**ことも有効である。
- **勉強や仕事の際は**，席を壁に向けたり「ついたて」を用いたりして**視覚的な情報を制限する。**

●常同性の背景には強い不安があることを理解した上で，ほんのわずかずつでも違った選択をとってみることを促し，それが少しでも実行できたら大きく賞賛する。（例：同じ服を着続けようとする者には，一日でも，それが難しければ一時間でも数分間でも違う服を着てもらい，できたことを褒めたたえ，ひとつの成功体験を作ることを繰り返す）

●さまざまな活動に触れることを促し，視野を広げることを試みる。

●すべきではないことを禁止するだけでは適応できないことが多く，代わりの行動を具体的に指示する。（例：怒鳴らないよう指示するのではなく，腹が立ったことは紙に書いて報告するよう指示する）

●自分の希望を他人に伝えることが苦手であることが多い。二択で希望を聞く体験を繰り返す中で，他者に希望を伝えるスキルを高める。

●同じ生活を繰り返すことを好み，普段と違った行動や場所を苦手とすることが多い。予定された特別行事があれば，早いうちからカレンダーなどに書いたものを示して予告することを繰り返す。普段と違う場所に行くなら，写真などでその場所を見せて具体的に伝えておく。

●これらを医療現場で活かすだけでなく，保護者にも助言するとよい。

●中には自分の育て方を責めていたり，親のせいだとする心ない書物やネットの情報に傷ついていたりする親も少なくなく，親の育て方で生じる障害ではないことを専門家として断言しておくことは，いくらかの救いになるだろう。

◆重ね着症候群

●うつ病や不安症などの治療が行われる中で，思うような治療効果が得られないとき，その背景に軽度の発達障害や発達障害の傾向が存在していること。

◆カサンドラ症候群

●自閉スペクトラム症の人がいたとき，その妻/夫などの家族が，家族間の情緒的な交流などのコミュニケーションがうまくとれないことに苦しむもの。
●自閉スペクトラム症である個人を悪者として扱わないよう注意を要し，あくまで家族間の関係性の問題と理解すべきであろう。
● DSM-5-TR では扱われておらず，DSM-5-TR に基づく診断は症状にもよるが適応反応症に該当するものが多い。

◎社会的コミュニケーション症

●社会的(語用論的)コミュニケーション症〔social(pragmatic)communication disorder〕は，自閉スペクトラム症に似た概念ではあるが，基準はより広い。診断には，次のすべてを幼少期から持続的に満たしている必要がある。

□コミュニケーションの仕方を場所や相手に合わせられない。
□挨拶や情報の共有など，社会的目的のためのコミュニケーション使用の欠陥。
□会話や語りのルールに従うことが困難。
□不明確な，非論理的な，または曖昧な言葉が理解できない。

●自閉スペクトラム症にも社会的コミュニケーション症にもあたらないものは，「他の特定のパーソナリティ障害(自閉スペクトラム症傾向の疑い)」など，他の診断を下す必要がある。
●治療は自閉スペクトラム症に準じたものになるだろう。

◎注意欠如多動症(ADHD)

●注意欠如多動症(attention-deficit/hyperactivity disorder：

ADHD)は不注意，または多動–衝動性のいずれかが幼少期に生じ，続くものである。具体的には16歳以下で，次の「不注意」のうち6つ以上，または「多動–衝動性」のうち6つ以上を満たし，そのいくつかは12歳以前から存在するもの。

「不注意」
□不注意で間違いをする。
□注意の持続が困難。
□話を聞いていないようにみえる。
□指示に従えず，課題を始めても続かなかったり，すぐに脱線したりする。
□物事を順序立てて実行できなかったり，片づけられなかったり，時間の管理ができなかったりする。
□宿題や書類作業など，精神的に集中を要する作業を嫌ったり避けたりする。
□物をよく紛失する。
□刺激ですぐに気が散ってしまう。
□すべきことを，よくし忘れてしまう。

「多動–衝動性」
□手足をそわそわ動かしたり，もじもじしたり落ち着かない。
□座っているべき状況で勝手に席を立つ。
□不適切な状況で走り回ったり高い所へ登ったりする。
□静かにすごせない。
□じっとしていられず動き回る。
□よく喋りすぎてしまう。
□相手の質問や話が終わる前に発言してしまう。
□順番を待てない。
□よく人の邪魔をする。

● 17歳以上になっても「不注意」または「多動–衝動性」のうち5つ以上が残っていれば成人のADHDと診断する。

●問題行動に対してその場の思い付きで罰を与えることを避

け，起こしうる問題行動を具体的に挙げ，それに対して心置きなく実行することが可能で子どもにとって意味を成す罰をあらかじめ宣言し，該当する状況では迷わずに実行する，という行動療法を行う。**問題行動に及ばなかったときには，それに積極的に気づき指摘して称賛する。**失敗を繰り返しては叱責されることが多いが，**失敗に対する感情的な叱責を避け，少しでもできたことを評価し，自尊心を育むように関わる。**

●保護者にはペアレントトレーニングを提供し，それまでの苦労をねぎらう。

●一度に多くの課題を与えたり，複数の課題を与えたりすることを避け，小分けに1つずつ課題に取り組むよう助言する。課題に取り組む時間は短く，「小分け」にする。必要な物やスケジュールにつきリストの活用を習慣づける。

●中枢神経刺激薬による治療を試みる。

✍プラン

中枢神経刺激薬を少量から開始し，効果と忍容性を確認しつつ徐々に増量して継続する。食欲減退，動悸，不眠，傾眠などの副作用の有無を観察する。

処方例）下記のいずれか。

□アトモキセチン(ストラテラ®)18歳未満は1日量0.5 mg/kgで開始し，0.8 mg/kg，さらに1.2 mg/kgに増量し，1日量1.2～1.8 mg/kgを分1～2で維持する。18歳以上は1日量40 mgで開始し，80 mgに増量し，1日量80～120 mgで維持する(分1での使用が認められているが，忍容性を確認するまで分2で試みるのも手である)。

□メチルフェニデート徐放錠(コンサータ®)1日量18 mg分1朝で開始し，必要に応じて9～18 mgずつ漸増し，18歳未満は1日量18～45 mg分1朝で維持し，最大54 mgを超えないようにする。18歳以上は1日量18～72 mg分1朝で維持する。登録された医療機関で登録された医師による処方，登録された薬局での調剤が必要であり，患者個別の登録も必要である。

□リスデキサンフェタミン(ビバンセ®)1日量30 mg分1朝で開始し，効果と忍容性をみて，1週間後以降に50 mg分1朝，その1週間後以降に70 mg分1朝に増量可能であり，1日量30〜70 mg分1朝で維持する。6歳以上，18歳未満が対象となる。その期間に使用を開始していれば，18歳以上になってからの継続使用は可能である。その処方・調剤等にあたっては，メチルフェニデート徐放錠と同様の登録が必要である。
□グアンファシン(インチュニブ®)体重50 kg未満では1日量1 mg，体重50 kg以上では1日量2 mgで開始し，1週間以上あけて1 mgずつ漸増。維持量は次のとおり。
- ＜25 kg：1日量1〜2 mg
- 25〜33 kg：1日量2〜3 mg
- 34〜37 kg：1日量2〜4 mg
- 38〜41 kg：1日量3〜4 mg
- 42〜49 kg：1日量3〜5 mg
- 50〜62 kg：1日量4〜6 mg
- 63〜74 kg：1日量5〜6 mg
- 74 kg＜：1日量6 mg

●中枢神経刺激薬の副作用は食欲不振，頭痛，腹痛が多く，その多くは一時的である。服薬を忘れがちであり，薬を小分けにする箱を用いたり家族の協力を得たりし，服薬を続けられる工夫を助言する。
●親の育て方で生じる障害ではないことを伝えておくことは有用だろう。

◎限局性学習症

●知的な遅れがないのに，「読む，書く，計算する」のいずれかの領域に困難があるもの。

□読字障害，ディスレクシア：文章を読むことに困難があるものや，字を読むことにすら困難があるもの。
□書字障害/書字表出障害，ディスグラフィア：文章を書くことに困難があるものや，字を書くことすら困難があるもの。

□算数障害/計算障害，ディスカリキュリア：数学的な理解に困難があるものや，強ければ単純な計算すら困難があるもの。

●薬物治療が奏効するものではない。

●そのひとつの領域が苦手なだけで学習全般に支障が生じることがないよう，それぞれの特徴や能力に合わせた支援・配慮が必要となる。

◎発達性協調運動症

●いわゆる不器用で運動音痴と呼ばれる，運動神経が極めて悪いもの。その原因は運動機能や感覚機能，認知機能の障害など，さまざまなものが想定される。他の発達障害との併存が多い。

●体育の授業などの運動・スポーツで失敗が多いレベルから，自転車に乗れなかったり，靴紐を結べなかったりするレベル，日常生活の中でもよく物を落としたり，食事をしたり字を書いたりするにも困難を伴うレベルまでがある。

●薬物治療の対象ではなく，日常生活に困難がある際には作業療法士，理学療法士などによる指導を要することもある。

◎児童期発症流暢症／吃音／どもり

●話そうと思うと流暢に話せなくなるもので，語頭音と第2音の繋がりの困難により，「でででで…電車」のような繰り返し，でーんしゃ」のような引き延ばし，「ん……電車」といった阻止・難発・ブロックなどが生じる。

●多くが3〜4歳の幼い頃，発話の欲求に発話の能力が追い付かずに生じ，ほとんどが自然と軽快する。

●吃音を意識すれば心理的負荷が高まり，むしろ吃音が増えかねず，周囲に吃音を叱られたりからかわれたりすることは，悪化や長期化を招きうる。家族が吃音を気にしないよう，そして，家族がゆったりと話すよう指導する。

●2年以上続くようであれば，言語聴覚士による言語療法を検討する。

◎チック症

●突然に衝動が高まり，突発的な動きや発声に及ぶことが繰り返し生じるもの。

●顔が動く，首を振る，肩が動く，手や足が動く，瞬きする，顔をしかめる，うなずくなどのシンプルな動きや，拍手する，ジャンプする，手や足を曲げ伸ばしするなどの複雑な動きがみられるものは運動チックと呼ばれる。

●アッと声が出る，鼻をすする，咳払いするなどのシンプルな音声や，何か言葉を発するようなものは音声チックと呼ばれる。

●シンプルな声や動きは単純チックと呼ばれ，ある程度のまとまりがあるものは複雑チックと呼ばれる。

●子どものうちに生じることが多く，多くは自然と治り，1年未満のものはDSM-5-TRでは暫定的チック症と呼ばれる。なかには1年以上続くこともあり，それは持続性（慢性）運動または音声チック症と呼ばれる。

●経過中に音声チックとさまざまな運動チックを経験し，1年以上持続するものはトゥレット症と呼ばれる。

●本人・家族に，多くが自然と軽快すること，親の育てかたによるものではないことを伝える。

●少量の抗精神病薬でチックが減ることはある。併存する注意欠如多動症があれば，その薬物治療を試みることでチックも減りうるという。

●持続する例については，「チックを我慢すると悪化する」とされてきたが，その悪化は一時的であり，長期的にはその衝動の制御を目指す。衝動が生じた際には，違う動きや言葉に置き換えることを試みる。

◎知的発達症（知的能力障害／精神発達遅滞）

●知的な発達に障害があるもの。

●WAISやWISCなどの心理検査で得られるIQで，70未満で軽度，50未満で中等度，35未満で重度，20未満で最重度の障害するのが目安とされるが，実際に日常生活や社会生活を送る上で，どれだけ困難が生じているかで診断される。

●治療の対象ではなく，支援の対象である。学生であれば，無理に通常の教育を押し付ければ，ついていけずに問題が拡大するため，本人の能力に合わせた教育で本人なりの知的な発達が得られるよう環境の調整が必要である。日常生活に困難があれば，周囲の援助が必要になる。

●知的能力の障害がありながら，計算能力や記憶力など，部分的に驚くような能力を持つものはサヴァン症候群と呼ばれる。

◆ギフテッドチャイルド

● DSM−5−TR で扱われるものではない。能力が並み外れて高い児童のこと。IQ 130 以上が目安とされる。芸術やスポーツについてもこの概念は用いられ，その際にはタレンテッドとも呼ばれる。

●通常の集団教育の中では，周囲の子と合わなかったり，本人にとって不釣り合いに低い水準の教育に不満を持ったり，能力をもて余して伸びる機会を失ったりしかねないことが問題になり，注意が必要である。

■怒り・攻撃性を伴うもの

◎反抗挑発症（反抗挑戦性障害）

●怒りっぽくて口げんかしがちで，反抗的・挑発的で何かあれば執念深く，周囲をいらいらさせるもの。

●かんしゃくをよく起こし，神経過敏だったりいらいらしやすかったりし，腹を立てがちである。権威がある人，教員，大人などによく口論を吹っ掛け，そういった人たちの指示に歯向かい，わざと人をいらだたせようとし，自分の失敗などを人のせいにしがちで，意地悪で執念深い。

●怒りは，親/教員/上司など，自分を支配する立場にある人を対象とすることが多い。軽症例では職場/学校/家庭/友人関係のいずれかだけに状況が限定され，重症例では人がいる場ならどこでも怒りを向けうる。

●薬物治療の対象ではない。

◎重篤気分調節症

●子どもの頃から，いつもいらいらして怒りっぽく，よくかんしゃくを起こすもの。

●そのかんしゃくは，暴力，物の破壊，暴言といった形をとる。怒りの爆発が週3回以上あり，いらいらしていて怒りっぽい状態が続く。そんな状態が１年以上続き，落ち着いた期間は３ヶ月以上続かない。

●薬物治療の対象ではない。問題解決能力や対人関係能力の獲得が有用という。

◎素行症（素行障害／行為障害）

●青少年の頃から，社会的なルールを破り，人が当たり前に持つ権利を損ねるもの。

●他者や動物に残酷で，いじめ，脅し，暴力，嘘，不法侵入，窃盗，強盗，性暴力，けんか，放火，物の破壊に及ぶもの。学校をサボり，夜間の外出や無断外泊をするもの。

●薬物治療の対象ではない。家庭，学校，児童相談所，警察などの連携が必要となる。

◎間欠爆発症（間欠性爆発性障害）

●怒りすぎて破壊的な行動に及ぶもの。

●物，動物，他者への物理的な攻撃に及んだり，かんしゃくを起こしたり，人を激しく非難したり口喧嘩したりすることが平均週２回以上３ヶ月間続き，年３回以上は物を壊したり動物/人にけがを負わせたりするもの。

●十代から始まっていることが多く，過去に暴力，性暴力，虐待などに遭った経験，トラウマがあると生じやすい。

●薬物治療の対象ではない。怒りの制御を身に付けるよう促すことになる。

■物忘れなどの「認知症」

◎概要

●人生後半にいわゆる「物忘れ」の類が生じるのが認知症であり，アルツハイマー型が最も有名だが，その原因はさまざまである。診断には，身体的な原因がないことの確認が求められる。

●認知症を引き起こす病因にはさまざまなものがあり，その症状も病因に応じた特徴を示す。

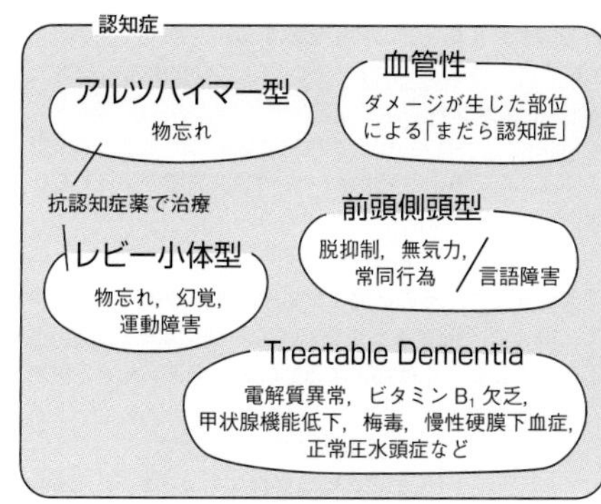

●アルツハイマー型やレビー小体型の認知症が疑われるケースに対して，抗認知症薬であるアセチルコリンエステラーゼ阻害薬を少量から開始し漸増してみることは，神経内科や精神科，心療内科を専門にしない医師にも容易であり，大きな問題を招くことはないだろう。

●ただし，診断に迷うときや症状により生活に障害が生じているときには，神経内科あるいは精神科，心療内科に紹介することが望ましく，またどのタイミングであってもそれらの診療科に一度紹介しておくことは有意義であろう。

◆認知症の診断

● DSM-5では認知機能の低下が存在し，それが自立した生活に支障が生じるほどであれば認知症(major neurocognitive disorder)，そこまでひどくなければ軽度認知障害(mild neurocognitive disorder)と診断する。一般的に，軽度認知障害はMCI(mild cognitive impairment)とも呼ばれる。

●認知機能の障害の有無や程度の評価は，**MMSE**(mini-mental state examination)や**HDS-R**(改訂版**長谷川式**簡易知能評価スケール)などで評価する。MMSEであれば23点以下，HDS-Rであれば20点以下は認知症が疑われる。点数だけで診断せず総合的な判断を要する。

> ✍アセスメント
> MMSE(またはHDS-R)で(実際の点数を記載)点と認知機能が低下しており，日常生活・社会生活に支障が生じており認知症と診断する。

● DSM-5では，その推測される原因と，その確実性を併せて，例えば「確実なアルツハイマー病による認知症」「疑いのあるレビー小体病による軽度認知障害」などと診断されている。

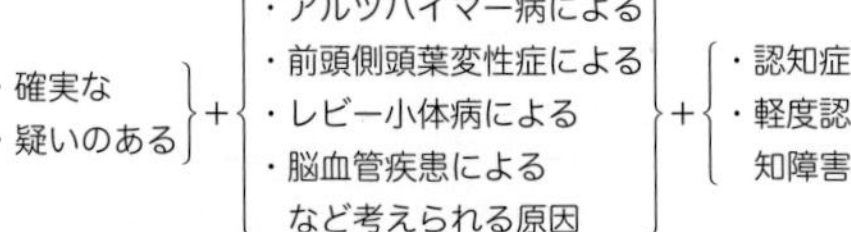

◆認知症患者に普遍的にみられる「中核症状」

●中核症状には，記憶障害，見当識障害，実行機能障害などがある。下記に例をあげる。

□昨日の食事の内容が思い出せない。最近の出来事が思い出せない→「記憶障害，陳述記憶の障害，エピソード記憶の障害」

□鉛筆をみても何かわからない。一般的な知識が分からない→「記憶障害，陳述記憶の障害，意味記憶の障害」

□ ATM が使えない。自転車の乗り方がわからない→「記憶障害，手続き記憶の障害」

□新しく物事を覚えられない→「記憶障害，**記銘力**障害」

□今すぐの物事を覚えていない→「記憶障害，**即時記憶**の障害」

□数分〜数週前の物事を覚えていない→「記憶障害，**近時記憶**の障害」

□何年も前の物事を覚えていない→「記憶障害，遠隔記憶の障害」
心理学では即時記憶と近時記憶が「短期記憶」，遠隔記憶が「長期記憶」と呼ばれる。これらの語は医療の場では用いられない。

□今の日時やその場所，目の前の人物が分からない→「**見当識**障害/失見当識」

□質問された際，覚えていないことを言い訳したり，もっともらしいことを言ってはぐらかしたりして記憶の問題を隠そうとする→「取り繕い反応」

□何か質問されたときに，家族など近くの人の方を振り向く→「ヘッドターニングサイン/振り返り現象」

□約束の時間に間に合うように行動できなくなったり，段取り良く料理ができなくなったり。計画を立て，その物事を実行する能力に障害が生じる→「**遂行**（すいこう）**機能**障害」

□手で作ったハトの形，キツネの形，逆キツネの形（下図参照）を模倣できない→「視空間認知障害」

「真似してください。」

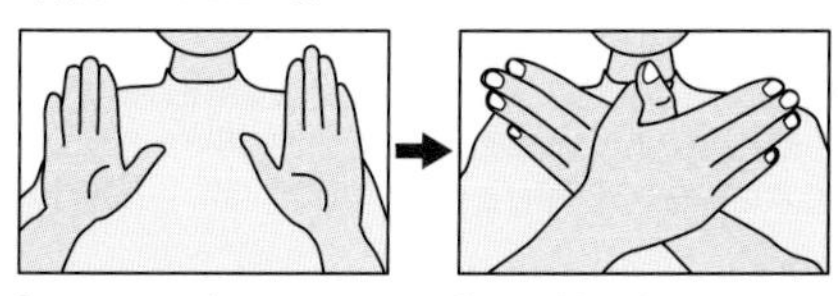

「こうして……」　「こう！」（ハト）

15

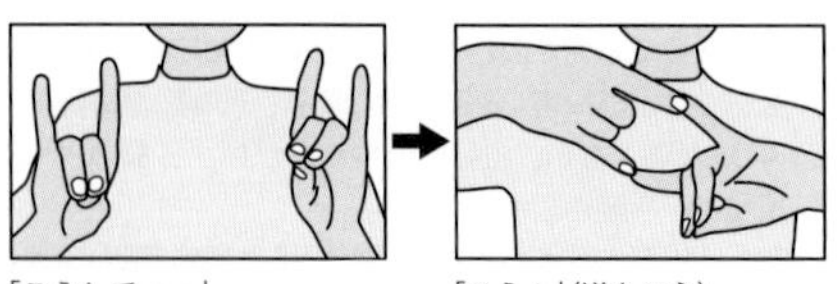
「こうして……」　「こう！」(逆キツネ)

□服をうまく着られない→「失行，**着衣失行**」
□図形の模写ができなくなる→「**構成障害**」
□それぞれの動作はできても連続した一連の動作は困難になる(例：「冷蔵庫を開けて牛乳を手に取る」「牛乳をコップに注ぐ」はできても「冷蔵庫から牛乳を取り出しコップに注ぐ」はできない)→「失行，観念失行」
□その動作を自発的にできても，その動作をするように求められてもできない(例：牛乳を飲もうと自らコップに注ぐことは可能だが，「牛乳をどうコップに注ぐか教えてください」と問われるとパントマイムできない)→「観念運動失行」
□適切な言葉が思い出せず「あれ」などの指示代名詞の使用が増える→「喚語困難/語想起障害/健忘失語」
□鏡の中の自分に話しかける→「鏡徴候」
□テレビの中の人物や場面を現実と混同する→「TV 徴候」

◆認知症患者によって異なる「周辺症状」

●認知症では，中核症状の認知機能低下とは別に，さまざまな BPSD(behavioral and psychological symptoms of dementia)が生じる。BPSD として，不安，興奮，幻覚や妄想，抑うつ状態などさまざまなことが起こりうる。

●介護者からの情報で BPSD による介護負担を評価する NPI (neuropsychiatric inventory)の使用は有用であろう。周辺症状の例を下記に挙げる。

□物をしまった場所を忘れ「家に泥棒が入った」と妄想を抱く→「物盗られ妄想」
□配偶者(妻や夫)が浮気をしていると思い込む→「嫉妬妄想/オセロ症候群」
□身近な人が別人と入れ替わっていると確信する→「人物誤認，カプグラ症候群」
□誰か特定の人が，さまざまな姿に変装して自分の前に現れていると確信する→「フレゴリの錯覚」
□家の中に誰かが忍び込んでいると訴える→「幻の同居人」
□夕方から夜にかけて，不安，そわそわする焦燥，いらいら，不穏が出る→「夕暮れ症候群/日没症候群/たそがれ症候群」
□壁の模様や物の影などの不明確で無意味なものが人の顔や姿，動物などに見える→「パレイドリア」
□人や影が自分の視野のギリギリ，見えたか見えなかったかぐらいを過ぎ去ったように一瞬見える→「過ぎ去り幻覚」
□見ても聞こえてもなく感覚的要素がなくても，背後などに人などの気配を感じる→「実体的意識性」

●初期から中期の認知症であれば，有酸素運動(散歩など)と無酸素運動(筋力トレーニングでも)のどちらでもいいので運動するよう指導する。
●孤立せず(趣味の会やデイケアなど)人と関わる場をもつように指導する。

◆認知症に関連する評価尺度

□MMSE(mini-mental state examination：ミニメンタルステート検査)：認知症のスクリーニングに用いられる。医療者の指示に従い被験者が言葉(や行動)で回答し，30点満点中，23点以下で認知症が疑われる。

HDS−R と共通する項目が多く，併せて実施されることもある。

□HDS−R(Hasegawa dementia scale-revised：改訂長谷川式簡易知能評価スケール)：認知症のスクリーニングに用いられる。医療者の指示に従い被験者が言葉で回答し，30 点満点中，20 点以下で認知症が疑われる。その 9 項目を，「1〜3」「4〜7」「8 と 9」の 3 回に分けて実施することで短時間の外来の間にも実施が可能である。

□NPI(neuropsychiatric inventory)：介護者への半構造化面接を通して評価する。妄想，幻覚，興奮，抑うつ，不安，多幸，無為，脱抑制，易刺激性，異常行動の 10 項目で周辺症状を 120 点満点で評価し，点数が高いほど重度であることを意味する。

15

◆障害高齢者の日常生活自立度

□自立

□ J1：交通機関を利用して外出

□ J2：近所に外出

□ A1：介助で外出。日中は離床

□ A2：日中も臥床がち

□ B1：車椅子を使用。ベッドから離れて食事や排泄

□ B2：介助で車椅子に移乗

□ C1：自力で寝返り

□ C2：自力では寝返りできない

◆認知症高齢者の日常生活自立度

□自立

□ I ：認知症があっても日常生活はほぼ自立

□ IIa：家庭外での生活に支障あり(例：買い物や金銭管理の問題，道に迷う)

□Ⅱb：家庭内での生活に支障あり(例：服薬管理や留守番などが困難)
□Ⅲa：主に日中に日常生活に支障をきたし介護が必要(例：着替え・食事・排泄の困難，異食，徘徊，失禁，大声・奇声，火の不始末，不潔行為)
□Ⅲb：主に夜間に日常生活に支障をきたし介護が必要(例はⅢaと同様)
□Ⅳ：頻繁に日常生活に支障をきたし常に介護が必要(例はⅢaと同様)
□M：著しい精神症状や問題行動，または重篤な身体疾患があり専門医療が必要

◎Treatable Dementia

●進行性の経過をたどり不可逆性の要素が強いのが認知症の本質である。しかし，頭蓋内病変や身体的な問題に伴って生じる認知症は，その原因の治療によって回復しうる"Treatable Dementia"と呼ばれており，見落としてはならない。

15

✍プラン
電解質異常や脱水に伴う軽度の意識障害，肝機能異常に伴う肝性脳症(高**アンモニア**血症)，ウェルニッケ・コルサコフ症候群(ビタミンB_1欠乏)，ビタミンB_{12}欠乏，**甲状腺**機能低下，**梅毒**を始めとした感染症などを，血液検査で鑑別する。
頭部MRIかCTで，慢性硬膜下血腫や正常圧水頭症を鑑別する。

◎アルツハイマー型認知症

●アルツハイマー型認知症(neurocognitive disorder due to Alzheimer's disease)は，単にアルツハイマー病とも呼ばれる。

●中核的な症状は認知機能障害であり，**認知機能の低下が緩**

徐に進行するのが特徴である。

●その上で，DSM-5-TR ではアルツハイマー型を示すものとしては以下の点が挙げられている。

A）家族歴や遺伝子検査でアルツハイマー病に関する遺伝性が確認できている。
B）記憶と学習，そしてもう１つの認知領域の低下が存在する。
B）緩徐かつ進行性の認知機能低下が存在する。
B）他の神経変性や脳血管疾患など，他の認知症の原因を示す根拠がない。
□認知症であれば，A が１つまたは B が３つあるときに「確実なアルツハイマー病による認知症」と診断し，条件がそろわなければ「疑いのあるアルツハイマー病による認知症」と診断する。
□軽度認知障害であれば，A が１つあれば「確実なアルツハイマー病による軽度認知障害」と診断し，B が３つあるときには「疑いのあるアルツハイマー病による軽度認知障害」と診断する。

●頭部 CT や MRI では，海馬を含む側頭葉内側の萎縮が特徴的であり，大脳皮質のびまん性萎縮が認められ，診断の参考になる。

● MMSE で 20 点ほどの患者であれば平均で年間２点ほど（10 点前後であれば年間５点ほど）認知機能は低下すると見込まれる。

●認知機能低下の進行抑制に抗認知症薬が用いられる。

✍プラン

認知機能の改善ではなく，あくまで進行の抑制であることを本人と家族に説明した上で，アセチルコリンエステラーゼ阻害薬または NMDA 型グルタミン酸受容体拮抗薬のいずれかまたは両方による薬物治療を試みる。

処方例） アセチルコリンエステラーゼ阻害薬であれば以下

のいずれか。

□ドネペジル(アリセプト®)1日量3mgで開始し，通常は1日量5mgに増量し，重症例ではさらに1日量10mgまで増量して継続する。

□ドネペジル経皮吸収型製剤(アリドネパッチ®)1日量27.5mgで開始し，忍容性が確認できていれば，その4週間後から27.5〜55mgで継続する。

□ガランタミン(レミニール®)1日量8mgを分2で開始し，1ヶ月後に1日量16mgに増量する(さらに1ヶ月後に1日量24mgに増量することを検討する)。

□リバスチグミン(イクセロン®パッチ，リバスタッチ®パッチ)1日量4.5mgで開始して1ヶ月ごとに4.5mgずつ1日量18mgまで増量し(または1日量9mgで開始して1ヶ月後に1日量18mgに増量し)，その量を継続する。背部，上腕部，胸部を場所を移しつつ24時間ごとに貼り替える。

(認知機能の障害が中等度以上の場合)

NMDA型グルタミン酸受容体拮抗薬であればメマンチン(メマリー®)の使用を検討する。

□メマンチン(メマリー®)1日量5mgで開始し，1週間以上あけて5mgずつ増量し，1日量20mgまで増量して継続する。ただし，クレアチニンクリアランス30mL/min未満の腎機能障害では1日量10mgを上限とする。

15

●アセチルコリンエステラーゼ阻害薬(ドネペジル，ガランタミン，リバスチグミン)では，嘔気や下痢，徐脈，QT延長などに注意し，メマンチンでは眠気，めまい，便秘，頭痛に注意して経過を観察する。

◆ポイント

●認知機能の低下に伴い服薬アドヒアランスが低下していることは多い。

●家族に協力を求めたり，薬を入れる容器の工夫(日ごとに分けたピルボックスや服薬カレンダーなど)を助言したりする必要があるだろう。家に薬が余ってないかを繰り返し確認するといいだろう。

◎レビー小体型認知症

●レビー小体型認知症(neurocognitive disorder with Lewy bodies)は，認知機能の低下という点ではアルツハイマー型に似ているが，**パーキンソニズム**と**幻視**を伴う点が特徴的な認知症である。DSM-5では以下の条件が設けられている。

中核的な特徴

□認知機能の**動揺性**とともに，注意と覚醒度が大きく変動する。
□リアルな**幻視**が繰り返し生じる。
□認知機能が低下した後に**パーキンソニズム**が生じる。

示唆的な特徴

□**レム睡眠行動障害**(寝言を言ったり夢のまま行動したり)が生じる。
□抗精神病薬に対する**過敏性**(すぐに副作用が生じる)。

中核的な特徴2つと示唆的な特徴1つが存在すれば「確実なレビー小体病を伴う認知症/軽度認知障害」と診断され，そうでなければ「疑いのあるレビー小体病を伴う認知症/軽度認知障害」と診断される。

●DSM-5とは別に下記の基準が提唱されている[2]。

中心的特徴(必須)

□進行性の認知機能低下で，生活に支障が生じている

中核的な臨床徴候

□認知機能(注意・集中)の変動
□繰り返し出現する具体的な幻視
□誘因のないパーキンソニズム
□レム期睡眠行動異常症(RBD)

指標的バイオマーカー
□大脳基底核でのドパミントランスポーター取り込み低下
□ MIBG 心筋シンチグラフィで取り込み低下
□睡眠ポリグラフ検査(PSG)で筋活動低下を伴わないレム睡眠

「中核的特徴 2 項目」または「中核的特徴 1 項目＋指標的バイオマーカー 1 項目」
→ Probable DLB(ほぼ確実なレビー小体型認知症)
「中核的特徴または指標的バイオマーカー 1 項目」
→ Possible DLB(レビー小体型認知症の疑い)

●立ちくらみ，多汗，尿失禁，便秘などの**自律神経症状**が高率に認められることも診断の参考とされる。
●頭部 SPECT では後頭葉の血流低下が認められ，**MIBG 心筋シンチグラフィ**では MIBG の心筋への取り込みが低下しており，診断の参考となる。MIBG 心筋シンチグラフィの際には三環系抗うつ薬など，結果に影響を与えるものは中断しておく。

15

◆ポイント
●抑うつ状態が生じやすく，**初老期〜老年期のうつ病をみたらレビー小体型認知症の可能性を考えよ。**
●認知機能障害の内容はアルツハイマー型認知症に準じたものであるが，**記憶障害が軽く視空間失認が強い傾向がある。**アルツハイマー型よりも妄想が生じやすい。
●認知機能低下の進行抑制に抗認知症薬が用いられる。

✍ プラン
認知機能の改善ではなく，あくまで進行の抑制であることを本人と家族に説明した上で，アセチルコリンエステラーゼ阻害薬または NMDA 型グルタミン酸受容体拮抗薬のいずれかまたは両方による薬物治療を試みる。
処方例） 具体的な薬物は「アルツハイマー型認知症」の「プラン」(p.184)を参照。

不安や興奮などの BPSD に対して，他の向精神薬の併用を試みる。
処方例） 具体的な薬物は「BPSD の不穏や不安」の「プラン」(p.193)を参照。

●パーキンソン症候群には抗パーキンソン薬が用いられる。

処方例）
□レボドパ・カルビドパ水和物(メネシット®)をレボドパ量 1 日 100 mg 分 1 で開始し，100〜200 mg 分 2 で維持する。その際，精神症状の悪化やジスキネジアの出現に注意する。
上記で効果または忍容性が不十分なとき
□ゾニサミド(トレリーフ®)1 日 25 mg 分 1 を上記と併用する。

15

◎血管性認知症

●血管性認知症(vascular neurocognitive disorder)では，**認知機能に限らない，多彩な精神症状や神経症状が生じうる。**
●**階段状の悪化が典型的**とされる。障害される能力と保たれる能力がさまざまであり，その時々によっても差があることから「まだら認知症」と呼ばれることもある。
●頭部 MRI で多発梗塞巣や広汎白質病変が認められる。

◎前頭側頭型認知症

●前頭側頭型認知症(frontotemporal dementia：FTD)は，**比較的若年で発症する**認知症であり，**記銘力の低下が目立たない**点が他の認知症と異なる。
●病理診断名ではピック病と呼ばれる。

●意欲や衝動制御に障害が生じる「行動障害型」と，言語に障害が生じる「言語障害型」が存在する。
●行動障害型の基準は次のとおり。

学習，記憶，知覚運動機能が比較的保たれていながら，以下の 3 つが存在しているもの。
□脱抑制
□アパシーか無気力
□共感や思いやりの欠如
□保続的行動，常同行動または強迫的/儀式的行動
□口唇傾向と食行動の変化

●以下の症状が生じうる。

□自制が利かず暴言や暴力，窃盗などに及ぶ→「**脱抑制**」
□同じ発言を繰り返す→「**オルゴール時計症状**」
□何を問われても同じ語句を答える(例：何を聞かれても「74 歳」)→「**滞続言語**/反復言語/**保続**」
□同じ行動を繰り返したり，同じ発言を繰り返したりする→「**常同性**」
□同じコースを何度も歩き回る→「周徊」
□同じ時間に同じ行動をとる→「**時刻表的行動**」
□食べ物の好みが変わる→「**食行動の変化**」
□真似をしないように指示した後でも，目の前で手を叩いてみせると一緒に手を叩いてしまう→「**被影響性の亢進**，反響動作」
□相手の言葉をそのまま返す→「**被影響性の亢進**，反響言語」
□目に入った文字をつい読み上げてしまう→「**被影響性の亢進**，強迫的音読」
□何かをしようとすることなく無為にすごす→「**自発性の低下**」
□質問に対して深く考えようとせず浅薄な返答をする→「**考え無精（ぶしょう）**」

●言語障害型の基準は次のとおり。

学習，記憶，知覚運動機能が比較的保たれていながら，言語能力の障害が存在しているもの。

●以下の症状が生じうる。

□言うべきことは頭にあっても使うべき言葉が分からなくなる→「**喚語困難**/語健忘」
□単語の意味が分からなくなる→「**語義失語**」
□言葉がたどたどしくなる→「**非流暢性**(吃音も流暢性障害とされるが，異なる概念である)」
□「パタカパタカパタカ」がいえない→「**構音障害**」
□「わたし」というところを「わなし」という→「**錯語**，音韻性錯語」
□「わたし」というところを「つくえ」という→「錯語，語性錯語または意味性錯語」
□「わたし」というところを「ばうふて」というなど，意味を推定できないほどの錯語→「ジャルゴン」
□「わたし，先生，会う」など，文法が失われる→「**失文法**」

15

●抗認知症薬の対象ではない。
●常同行動に対して SSRI が奏効することもある。

✍プラン
常同行動に対して SSRI を少量から開始し，漸増することを試みる(改善が得られなかったり増悪したりするようであれば漸減して中止する)。興奮や不安に対して抑肝散やバルプロ酸を試み，改善が得られなければ抗精神病薬の使用を検討する。メマンチンの使用も検討する。
処方例）下記のいずれか。
□エスシタロプラム(レクサプロ®)心電図で QT 延長傾向がないことを確認した上で１日量 10 mg で開始する。効果と忍容性，そして，心電図で QT 延長傾向がないことを確認する。必要に応じて1日量20 mgまで増量する。
□セルトラリン(ジェイゾロフト®)1日量25 mgで開始し，効果と忍容性を確認しつつ，必要に応じて25 mgずつ1日量100 mgまで増量する。

SSRIで十分な改善が得られなければ，対症療法として他の向精神薬を試みる。
処方例）具体的な薬物は「BPSDの不穏や不安」(p.193)を参照。

●時刻表的な行動を無理に抑えようとしたときに，粗暴な言動に及ぶなどの問題が起こりやすいが，本人の行動パターンに合わせて安全に配慮したり，その時間にデイケアを入れて適応的な生活を促したりするのも有用だろう。

◎正常圧水頭症

●正常圧水頭症(normal pressure hydrocephalus：NPH)では，**認知機能低下**，**歩行障害**，**尿失禁**(過活動膀胱)が三徴である。
●頭部MRIでは，脳室周囲に低吸収域が認められ，DESH所見，すなわちシルビウス裂と**脳室の拡大**が認められる一方で，特に**高位円蓋部**(頭頂部)では脳溝が開大せず**狭小化**が認められる。一部だけ大きく脳溝が開く「孤立性の脳溝の開大」が認められることもある。
●頭部SPECTでは，脳梁の周囲(脳の下の辺り)で脳血流が低下し，高位円蓋部(上の辺り)の脳血流がみかけ上増加している「カッパサイン」が認められる。

✍アセスメント
認知機能の低下，歩行障害，尿失禁が認められ，頭部MRIではDESHが，頭部SPECTではカッパサインが認められ，正常圧水頭症が疑われる。

✍ **プラン**
MMSE で認知機能を，Up & Go テストで運動機能を把握する。タップテストで改善の有無を確認し，改善が得られればシャント術につき脳神経外科にコンサルテーションする。

●Up & Go テストとは，椅子に座った状態から立ち上がって3 m 先まで歩き，椅子まで戻って座るまでの時間を計り，運動（主に歩行）機能を把握するものである。タップテストの前後，数日間ずつ繰り返しておく。
●タップテストとは，脳脊髄液を 30 mL 採取して，三徴に改善がみられるかを確認するものである。タップテストで改善が得られるようであれば，過剰な髄液を腹腔等に流すシャント術が検討される。

15 ◎認知症の不眠

●高齢者は，体力のなさから，または，すべきことが少なく時間を持て余して早くに入床したがる傾向にある一方で，日中の活動性が低下し，年齢とともに生理的な睡眠時間が短縮する。その結果，**ベッドにいる時間と睡眠時間に生じるギャップが不眠として訴えられることが多い**。その際には安易に薬物治療を開始せず，睡眠衛生指導を優先する。
●薬物療法を試みる場合は，乱用・依存が生じにくい下記を用いる。

処方例） 下記のいずれか。
□ラメルテオン（ロゼレム®）8 mg 眠前。
□スボレキサント（ベルソムラ®）15 mg 眠前。
□抑肝散（よくかんさん）2.5 g 眠前。
□酸棗仁湯（さんそうにんとう）2.5 g 眠前。

●上記で改善しなければ，一般的な不眠症と同等の対応を試みることになる。
●ただし，一般的な不眠症に用いる睡眠薬は中途覚醒時の暗闇でのトイレまでの歩行時や，長時間型睡眠薬であれば持ち越しにより日中に転倒リスクを倍増させることには注意を要する。

●また，高齢者ではレストレスレッグス症候群の頻度が高く，鑑別を要する。

◎BPSD について

◆BPSD の不穏や不安

●認知機能の低下に伴う困難の表れであることも少なくなく，その対応はユマニチュードやパーソンセンタードケアが参考になる。薬物療法（下記参照）の対象にもなりうる。

✍ プラン

不安や興奮に対して，鎮静作用のある向精神薬を試みる。抗認知症薬であるメマンチンにも鎮静作用があり，使用していなければ改めて使用を検討する。改善しなければ抑肝散やバルプロ酸を試みる。

改善が得られなければ抗精神病薬の使用を検討する。

処方例） 下記のいずれか。

□メマンチン（メマリー®）1 日量 5 mg で開始し，効果と忍容性を確認しつつ，必要に応じて 5 mg ずつ 1 日量 20 mg まで増量する。高度腎不全があるときは 1 日量 10 mg までとする。

□抑肝散　1 日量 2.5〜7.5 g を分服。

□バルプロ酸ナトリウム（デパケン®，セレニカ®）1 日量 100〜600 mg を分服。低カリウム血症や間質性肺炎に注意して経過をみる。

□タンドスピロン（セディール®）1 日量 30〜60 mg を分 3。

（抗精神病薬）

□クエチアピン（セロクエル®）1 日量 25 mg 1〜4 錠を分服。効果と忍容性を確認しつつ 1 日量 300 mg までの範囲で漸増する。糖尿病には禁忌。

□リスペリドン（リスパダール®）1 日量 0.5〜2 mg で開始し，錐体外路症状などの副作用の出現に注意しつつ，必要に応じて 0.5〜1 mg ずつ漸増し，最大でも 1 日量 3 mg とする。

15

●ベンゾジアゼピン系抗不安薬は，認知機能の低下や転倒リスクの倍増などを招くため，使用を避けるのが原則である。

◆BPSDの抑うつ状態

●認知症の多くが抑うつ状態を伴う。

●意欲低下であれば，アセチルコリンエステラーゼ阻害薬により改善することもある。

●うつ病の診断に該当するのであれば抗うつ薬が試みられる。三環系や四環系よりも副作用が生じづらい新規抗うつ薬（SSRIやSNRI，NaSSA）が優先される。

✍ **プラン**

抗うつ薬を少量から開始し，副作用の有無を確認しながら十分量まで漸増する。2ヶ月ほどで効果を判定する。効果が得られなければ，その薬物を漸減して中止しつつ，他の薬物を導入する（漸減・漸増法）。効果が得られて寛解したら，その量で継続期治療を1年間行う。継続期治療の後，漸減して中止するか，そのまま長期的な維持治療に入るかを本人や家族と相談して決める。

治療中，過度の眠気やふらつき，精神状態の悪化などの副作用に注意して経過を観察する。QT延長の有無を確認すべく心電図を繰り返し，低ナトリウム血症などの身体的問題の有無を確認すべく血液検査を繰り返す。

処方例）下記のいずれか。

□ボルチオキセチン（トリンテリックス®）1日量10 mgで開始し，必要に応じて1日量20 mgに増量する。

□デュロキセチン（サインバルタ®）1日量20 mg分1朝で開始し，1日量40 mg分1朝に増量して経過をみる。効果が不十分であれば60 mg分1朝を試みる。

□セルトラリン（ジェイゾロフト®）1日量25 mg分1で開始し，25 mgずつ増量し，1日量100 mg分1を試みる。

●高齢者ではさまざまな副作用が生じやすく，注意して観察する。

●高齢者では10人に1人が，抗うつ薬で低ナトリウム血症を生じることには注意する。

●低ナトリウム血症はSSRIよりもSNRIのほうがより少ない傾向にある(三環系や四環系のほうがより少ないかもしれない)。
●低ナトリウム血症が生じた際には，漸減・漸増法で薬物の変更を試み，それでも低ナトリウム血症が生じるようであれば，抗うつ薬の継続は困難である。

◆BPSDの幻覚や妄想

●幻覚や妄想はアルツハイマー型よりもレビー小体型認知症でよく出現する。
●幻覚や妄想と聞けば抗精神病薬が真っ先に思いつくが，**抗精神病薬の使用は高齢者ではさまざまなリスクを高めるため安易には使用しがたい。**
●抗認知症薬であるアセチルコリンエステラーゼ阻害薬が幻覚や妄想に奏効することがあり，使用していなければ試みる。抑肝散が有効なこともある。
●やむをえなければ抗精神病薬も使用する。

✍ プラン

アセチルコリンエステラーゼ阻害薬やメマンチンを試みる。幻覚や妄想が続けば抑肝散を試みる。
それでも十分に改善しなければ，副作用が生じうることと突然死リスクを高めうることを家族に説明し，相談の上で抗精神病薬を少量試みる。錐体外路症状，眠気，ふらつき，転倒，誤嚥などの副作用に注意して経過を観察する。
処方例） 下記のいずれか。
□クエチアピン(セロクエル®)1日量25 mg 1～4錠を分服。効果と忍容性を確認しつつ600 mgまでの範囲で漸増する。糖尿病には禁忌。
□リスペリドン(リスパダール®)1日量1～2 mgで開始し，錐体外路症状などの副作用の出現に注意しつつ，必要に応じて1 mgずつ漸増し，最大でも6 mgとする。

第2章　精神科診療に必要なミニマムエッセンス

■精神保健福祉法

●精神科病棟では，精神保健福祉法（正式な名称は「精神保健及び精神障害者福祉に関する法律」）に基づいた入院が行われる。

名称	入院にあたって必要な条件		内容
任意入院	本人の同意		本人の同意による入院
医療保護入院	家族等の同意	精神保健指定医	本人の同意が得られないとき，家族等の同意による入院
措置入院	精神保健指定医	精神保健指定医	自傷や他害の危険性が切迫している際の，行政措置としての入院
緊急措置入院	精神保健指定医	72時間の制限	措置入院が必要な状況で，十分な措置診察ができないとき
応急入院	精神保健指定医	72時間の制限	自傷や他害はないが本人を保護する必要性があり，本人の同意も家族等の同意も得られないとき

◎任意入院

●本人の同意を得て精神科病棟に入院させる入院形態である。入院にあたり各病院で用意されている「入院（任意入院）に際してのお知らせ」を用いて説明し，「任意入院同意書」で同意を得る。その旨をカルテに記載する。

> ✍ **プラン**
> 任意入院につき書面と口頭で説明し，書面と口頭で同意を得た。

◆任意入院の患者が退院を希望したとき

●任意入院の患者が退院を希望したときには退院させる必要がある。**退院させるべきではないと思われるときには精神保健指定医（または特定医師）の診察が必要となる。**

●精神保健指定医が診察し，入院の継続が必要だと判断した際には，「入院継続に際してのお知らせ」を用いて告知し，その旨をカルテ記載した上で，72 時間まで（特定医師であれば 12 時間まで）任意入院のまま入院を継続させることができる。72 時間（特定医師であれば 12 時間）以内に，医療保護入院への変更か退院かを選択する。

◆任意入院の退院

●任意入院の患者は本人の希望があれば退院できる。公的な届け出文書はなく，病院内の手続きを経て退院させる。

◎医療保護入院

●本人の同意が得られず，家族等の同意を得て精神科病棟に入院させる入院形態である。入院にあたり「入院（医療保護入院）に際してのお知らせ」を用いて説明し，「医療保護入院同意書」で家族等に同意を得る。その旨をカルテに記載する。

> ✍ **プラン**
> (A)であり入院を要するが，(B)であり入院に同意できずにいた。医療保護入院につき書面と口頭で説明し，家族等である(C)から書面と口頭で同意を得て，やむなく医療保護入院とした。
>
> (A)：「薬物治療が必要だが本人は薬物治療を自宅で継続できずにおり」のように，入院せずには医療が成り立たな

いか，「幻覚や妄想に多大に左右され生活に多大な支障が生じて」「精神運動興奮が著しく生活に多大な支障が生じており」「食事を摂れず最低限の日常生活も成り立たず」のように保護を要するかのいずれかを記載する。
(B)：「病識を欠き」「無言無動であり」「拒絶が著しく」のように，任意入院が成り立たない理由を記載する。
(C)：「家族等」には，配偶者(妻や夫のこと。内縁関係は不可)，父母，祖父母，子，孫，兄弟姉妹，親権者，後見人，保佐人，家庭裁判所が選任した扶養義務者(審判書が必要)が該当する(叔父や叔母，甥や姪は該当しない)。ただし本人と訴訟した者や，成年被後見人，被保佐人，未成年者は除く(下記図参照)。

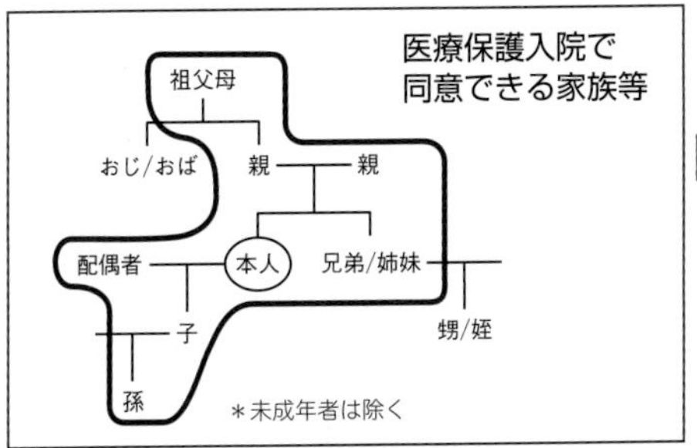

16

●入院の理由を記載する際，そこに自傷他害に該当しうる内容が含まれるときには措置入院を優先すべきか否かにつき検討する必要が生じる(例,「広義には自傷に該当しうるが，措置入院を要するほどは切迫しておらず/自傷の程度は軽度であり措置入院を要するほどではなく」)。
●家族等から同意を得る場合，家族のなかに優先順位はない。複数の家族等の意見が対立しているとき，入院に賛成する者の同意をもとに入院させることは可能だが，できるだけ意見の調整を行うことが求められる。

●未成年であれば親権を有する両親双方の同意を得るのが原則である。両親が離婚しているときには片方でも十分ではある。親が本人に対する虐待の加害者であるときには，その親の同意は免除されうる。

●特定医師による診察でも 12 時間以内の医療保護入院が可能であり，その後に精神保健指定医が診察して医療保護入院を継続させられる。

●入院時，7 日以内に退院後生活環境相談員を選定する。「医療保護入院者の入院届」を作成し，入院後 10 日以内に保健所に提出する（院内の処理や郵送に要する日数を考えると数日以内の必要がある）。「医療保護入院者の入院届」には指定医のサインが必要である。

●医療保護入院が必要だが家族等がその場にいない場合もある。家族等の誰にも連絡がつかないなら，医療保護入院を諦める必要がある（可能であれば応急入院を検討する）。電話で連絡がつけば，暫定的に口頭で同意を得て手続きを進めることが可能である。

16

✍ プラン

家族等の（続柄を記載）に電話で医療保護入院につき説明し口頭で同意を得て，可及的速やかに来院するよう依頼した。本人に医療保護入院につき書面と口頭で告知した。

●家族等に該当する者が存在しない（または家族等すべてが心神喪失等で同意する能力をもたない）場合は，居住地の市町村長が同意者になりえる。ただ，家族等が存在しているときは，市町村長は同意者になりえない。

◆退院支援委員会

●医療保護入院者で，入院時の入院診療計画書に記載した推定される入院期間を過ぎた者や，在院期間が 1 年以上の者については，退院支援委員会を開催して審議する必要がある。

●出席者は，主治医（精神保健指定医ではないときには別に精神保健指定医の同席），看護師，退院後生活環境相談員，希望があれば患者本人，患者本人の希望があれば家族等である。

●退院支援委員会では，入院継続の必要性の有無とその理由，推定される入院期間，退院に向けた取り組みにつき協議し，カルテに記載する。

◆医療保護入院の患者や家族等が退院を希望したとき

●患者が退院を希望した際，頭ごなしに「まだダメ」と伝えることは対立関係を招くため避ける。本人が退院を望む気持ちを共感的に受け止め，医療者としては即時の退院に応じられないことを詫びつつ退院を目指していること，そして不当な入院だと思えば，精神医療審査会に退院を請求できることを伝える(その連絡先は入院時の告知文や病棟の公衆電話の傍にある)。

●入院に同意した家族等が同意を撤回した場合，または他の家族等が入院の継続に反対した場合には，精神保健指定医が入院の継続の妥当性につき検討する。入院を継続させる際には，反対する家族等に対し，精神医療審査会に退院を請求できることを伝える。

◆医療保護入院の退院

●家族等と相談の上で退院を決める。「医療保護入院者の退院届」を作成して保健所に提出する。「医療保護入院者の退院届」は非指定医でも作成可能である。

◎措置入院

●本人や家族等の同意によらず，自傷や他害の恐れがあるときに入院させるものである。

●都道府県等の職員の立ち合いのもと，精神保健指定医2名が診察して要措置と診断が一致したとき，知事の命令で入院することになる。入院決定後に都道府県等の職員により「措置入院決定のお知らせ」が本人に手渡され，入院を引き受ける病院側で告知するものではない。

●治療により状態が改善し，退院が見込まれるときには「措置入院者の症状消退届」を提出する。

◎応急入院

●自傷や他害の恐れはないが，ただちに入院させる必要があり，医療保護入院が不可能なときに72時間を限度に入院させるもの。**指定された病院でのみ可能**である。

●「入院(応急入院)に際してのお知らせ」を用いて告知し，「応急入院届」を提出する。72時間で任意入院や医療保護入院に変更するか，退院させなければならない。**退院時の退院届は存在しない。**

◎処遇の指示

●信書(手紙や葉書)を出したり受け取ったりすることは制限してはならない。封筒や小包が届いたときには，病院職員の立ち合いのもとで本人が開け，その中に病棟で制限すべきものがあれば預かる。

●電話や面会は制限可能である。その際，制限した理由を診療録に記載する。行政機関の人権擁護担当の職員との電話や面会を制限してはならない。本人や家族等の依頼で代理人となろうとする弁護士との面会も制限してはならない。

◎隔離

●精神保健指定医の診察に基づき，必要であれば隔離する。要件は下記のいずれかでなければならない。

□他の患者との人間関係を著しく損なうおそれがあるなど，その言動が患者の病状の経過や予後に悪く影響する状態

□自殺企図や自傷行為が切迫している状態

□他の患者に対する暴行行為や著しい迷惑行為，器物破損行為が認められ，他の方法ではこれを防ぎきれない状態

□急性精神運動興奮等のため，不穏，多動，爆発性などが目立ち，一般の精神病室では医療または保護を図ることが著しく困難な状態

□身体的合併症を有する患者について，検査および処置などのため，隔離が必要な場合

●隔離の理由，開始の日時，指定医の名前を記載する。「隔離を行うに当たってのお知らせ」を用いて本人に告知する。
●隔離中は，毎日1回は診察してカルテに記載する。隔離の解除は非指定医でも可能である。

◎身体的拘束

●精神保健指定医の診察に基づき，必要であれば身体的に拘束する。要件は下記のいずれかでなければならない。

□自殺企図または自傷行為が著しく切迫している状態
□多動または不穏が顕著である状態
□精神障害のために，放置すれば患者の生命に危険が及ぶおそれがある状態

●拘束の理由，開始の日時，拘束の部位(両上肢/片上肢，両下肢/片下肢，四肢，体幹，肩などの語句を組み合わせて示す)を記載する。「身体的拘束を行うに当たってのお知らせ」を用いて本人に告知する。

16

◆ポイント

●拘束中は毎日2回以上診察し，その都度カルテに記載する。拘束の解除は非指定医でも可能である。隔離に変更する際には，拘束解除と隔離開始の手続きを取る。
●身体的拘束は深部静脈血栓のリスクを非常に高くする。早期にリスクに気づくためには血液検査で繰り返しDダイマーを確認せよ。
・Dダイマーが1 μg/mL以上であれば深部静脈血栓の存在を疑うべきであり，3 μg/mL以上であれば深部静脈血栓が存在している可能性は高い。
●施設として可能であれば下肢静脈エコーで血栓の有無を確認し，血栓がないことが確認できなければ抗凝固療法を検討する。
●拘束の開始後には，弾性ストッキングを履かせるか，専用器具による間欠的空気圧迫法を行い，可能な範囲での下肢の運動やマッサージをプランに挙げよ。

●脱水を避けるための点滴の維持も検討する。早期の拘束解除に努めることは当然である。

■自動車の運転と向精神薬

●精神医療で使用する向精神薬は，少数の例外を除き，その使用にあたって医師は患者に**自動車の運転をしないよう注意**することが求められている。患者に自動車の運転をしないよう指示し，そのことをカルテに記載しておくべきである。

> ✍プラン
> 向精神薬を服薬中であり，自動車の運転を認められる状況にないと注意を加えた。

●実際には職業や生活環境によっては自動車の運転が不可欠な状況もあるが，医療者としては運転をしないようにと注意することを避けたり運転を許可したりすることはできず，最終的な判断・行動を患者本人にゆだねざるをえない。なお，この医師の指示を患者が守らなかったとしても，その患者や医師が「違法」とされるわけではない。

17

◆抗うつ薬

●抗うつ薬のほとんどは，自動車を**運転させない**よう指示することが求められている。ただし，エスシタロプラム(レクサプロ®)，セルトラリン(ジェイゾロフト®)，パロキセチン(パキシル®)，ミルナシプラン(トレドミン®)，デュロキセチン(サインバルタ®)，ベンラファキシン(イフェクサー®)，ボルチオキセチン(トリンテリックス®)につき求められていることは自動車の運転の際には十分注意するよう指示することであり，運転の禁止までは求められていない。

◆抗認知症薬

●ドネペジル(アリセプト®)とリバスチグミン(イクセロン®

パッチ，リバスタッチ®パッチ)，メマンチン(メマリー®)では自動車を**運転させない**よう指示することが求められている。

●ガランタミン(レミニール®)では自動車の運転の際には十分注意するよう指示することが求められている。ただし，抗認知症薬は処方すれば(たとえ軽度認知障害でしかなくても建前上は)認知症と言わざるをえず，**認知症であればそもそも自動車の運転は認められない**。抗認知症薬を必要とするのであれば，自動車の運転を禁じ，自動車免許の返納を指示せねばならない。

◆睡眠薬/抗不安薬

●睡眠薬や抗不安薬は，ベンゾジアゼピン系やその類似物のみならず，ラメルテオン(ロゼレム®)やスボレキサント(ベルソムラ®)，タンドスピロン(セディール®)を含めて，自動車を**運転させない**よう指示することが求められている。

◆気分安定薬

●炭酸リチウム(リーマス®)，バルプロ酸(デパケン®，セレニカ®)，カルバマゼピン(テグレトール®)，ラモトリギン(ラミクタール®)は，いずれも自動車を**運転させない**よう指示することが求められている。

17

◆中枢神経刺激薬

●アトモキセチン(ストラテラ®)，メチルフェニデート(コンサータ®)は，いずれも自動車を**運転させない**よう指示することが求められている。

◆抗精神病薬

●どれも自動車を**運転させない**よう指示することが求められている。ただし，これを理由に統合失調症の患者が抗精神病薬を中断すれば，病気そのものが悪化し，自動車の運転そのもの(＝免許の取得・更新)を許可できなくなる。その点に悩ましいパラドックスが存在するが，治療の継続こそがより優先されるべきであることに迷いはないだろう。

■妊産婦への向精神薬の使用

◆抗うつ薬

●妊娠初期の抗うつ薬服用による胎児の催奇形性はないとはいえないが，その率は低い。パロキセチンの妊娠後期の服用で，胎児の遷延性肺高血圧症のリスクが6倍ほどに高まるとする報告もあるが，そもそもの発生率は0.2%ほどと低い。パロキセチン以外の抗うつ薬では遷延性肺高血圧症のリスクは高まらない。そして，妊娠中の不安や抑うつの存在が胎児の神経発達に影響を与えると考えられる。

●抗うつ薬は母乳に移行するが，その量は非常に少ない。抗うつ薬で治療を続けてきた女性が妊娠したときや，妊娠中や出産後にうつ病や不安症が生じたときには，上記のことを本人や家族と共有した上で，薬を継続した際のリスクと，その女性のもつうつ病や不安症などの程度や性質を鑑みて，治療上の有益性が危険性を上回ると判断される場合には抗うつ薬を継続する。

◆気分安定薬

18

●妊娠中のバルプロ酸服用は，妊娠初期であれば二分脊椎や無脳症のリスクを高め，その後も胎児の神経発達に影響が及びうる。乳汁へのバルプロ酸の移行は少ないとは考えられるが，乳児の神経発達への悪影響の可能性が指摘されており注意を要する。したがって，妊娠の可能性がある女性へのバルプロ酸の使用には慎重な姿勢が求められる。バルプロ酸を使用するのであれば，胎児への影響に用量依存性がある可能性を勘案し，可能な範囲で用量を減らすことを検討し，同時に，普段から葉酸のサプリメントを合わせて摂取するよう指示する。

●妊娠初期の炭酸リチウム服用は，エプシュタイン奇形(三尖弁閉鎖不全)などの心血管系の奇形のリスクを高める。妊娠中の炭酸リチウムは可能であれば避けるべきだが，妊娠中の気分安定薬の中断は双極症の再発リスクが非常に高くなる点には注意を要する。妊娠の可能性がある女性への炭酸リチウムの使用には慎重な姿勢が求められ，使用するのであれば胎児への影響に用量依存性がある可能性を勘案し，可能な範囲で用量を減らすことを検討する。乳汁へのリチウムの移行はいくらかあり，乳児への影響に注意を要する。

●妊娠初期のカルバマゼピンやラモトリギン服用による催奇形性リスクはないとはいえないが，強い影響は指摘されていない。カルバマゼピンの乳汁への移行は少ない。ラモトリギンの乳汁への移行はいくらかあるが，神経発達への悪影響は少ないと考えられる。

◆抗精神病薬

●抗精神病薬は，妊娠初期の催奇形性をいくらか有する可能性はあるが，その影響は大きくはないと考えられ，妊娠が判明次第の中断が推奨されているわけではない。特に統合失調症や，強い気分変動が生じる双極症では，再発時に妊娠継続に危険が生じる可能性についても話しあうべきである。薬を継続した際のリスクと，その女性のもつ精神障害などの程度や性質を鑑みて，治療上の有益性が危険性を上回ると判断される場合には抗精神病薬を継続する。乳汁への移行の可能性もないわけではなく，授乳するのであれば児につき過眠などが生じていないかを観察する必要があることを母親に伝える。

◆睡眠薬や抗不安薬

●妊娠初期の睡眠薬や抗不安薬のベンゾジアゼピン系薬服用は，催奇形性をいくらか有する可能性はあるが，その影響は大きくはないと考えられる。出産時，新生児に新生児薬物離脱症候群が出る可能性が高く，対応できる医療機関での出産を検討する。可能な範囲での減量や中止が望ましい。乳汁への移行もありうるため，授乳するのであれば児につき過眠などが生じていないかを観察する必要がある。

第３章　向精神薬

■抗うつ薬

◎概要

●抗うつ薬(antidepressant)は，うつ病，不安症(社交不安症，パニック症など)，強迫症，心的外傷後ストレス症(PTSD)に用いられる薬物である。**「気分を上げる薬」と説明されがちだが，あくまでも「うつ病に効く薬」であり**，病気によらず普段の生活上の苦悩から生じる抑うつ状態や双極症による抑うつ状態への効果は期待できない。

●主に，シナプス間隙に放出されたセロトニンやノルアドレナリンが神経細胞に再取り込みされるのを阻害し，それらがシナプス間隙に溜め込まれることで治療効果を得る薬物である。三環系抗うつ薬や四環系抗うつ薬といった比較的古い薬物と，SSRI や SNRI，NaSSA といった比較的新しい薬物がある。

●新規抗うつ薬のほうが副作用がより少なく，優先して使用される。三環系や四環系抗うつ薬も，長期の維持療法を受けた患者や，新規抗うつ薬で効果が得られない患者に使用されることがある。新規抗うつ薬は，その基本的な作用は同じだが，それぞれに代謝や分布，排泄などに差があり，1 つの薬物が十分に奏効しないときに他の薬物を試みる意義は十分にある(基本的な骨格が共通する三環系や四環系は，いくつも試す意義は乏しい)。

●理論上，各抗うつ薬のセロトニンとノルアドレナリンへの作用の差から効果にも差が生じると語られがちだが，臨床でその差は認められず，理論に縛られず実際に効果の有無を確認すべきである。

●**抗うつ薬の併用**は理論上の有用性や治療初期の有用性が語られているが，**長期的な治療経過の中での有用性は乏しい。**診療報酬上も，抗うつ薬の併用が認められるのは 2 剤までで，それ以上は基本的には減算される。

●**抗うつ薬は1剤ずつ十分量を試み，効果が得られなければ中止するか，漸減・漸増法で他の薬物に変更して使用する**。開始直後に効果が実感できることは少なく，2週間ほどで効果が現れはじめる。

●抗うつ薬の開始や増量の際，2～3割で嘔気などの消化器症状が生じ，そのほとんどが2～3日間で消退する。嘔気が過度に強く生じた際にはモサプリド(ガスモチン®)などを併用するのも手である。眠気やふらつきなどの副作用も生じうる。

● QT延長が生じることがあり，心電図を繰り返しておくべきである。

●特に高齢者ではSIADHによる低ナトリウム血症が生じることがあり血液検査を繰り返すべきである。(特に三環系や四環系で)口渇や便秘，尿閉が生じうる。血小板凝集能が低下する傾向にあり，出血傾向は増す。

●抗うつ薬の使用に伴い不安，いらいら，焦燥，不眠などが生じる「アクティベーション症候群」が生じることがあり，その際には双極症の可能性も検討すべきであろう。若年では自殺リスクを高める可能性があり注意を要する。

●**抑うつや不安が改善した後，すぐに治療を終えると再燃する**
19 ため，少なくとも数ヶ月間の継続期治療を行う。治療を終えるとき，急な中断は抑うつや不安を招くため，**中止する際には漸減を要する**。そのまま長期的な維持治療が望ましい例も少なくない。

●精神科や心療内科を専門にしない医師であれば，**エスシタロプラム**，**デュロキセチン**，**ベンラファキシン**を使えるようになるとよい。三環系は**ノルトリプチリン**，**クロミプラミン**を使えれば十分であろう。

◎SSRI(選択的セロトニン再取り込み阻害薬)

◆エスシタロプラム(レクサプロ®)

●うつ病と社交不安症への適応がある。初期量から十分な治療効果が期待できる点で使いやすい。

● QT延長傾向が他の新規抗うつ薬に比べて強く，心電図の確認がより求められるが，その他の副作用は比較的少ないものと期待される。

● CYP2D6 の阻害作用がわずかに存在するが，臨床的な影響は無視できる程度に小さい。

処方例）

□1日量10 mg分1から開始し，効果と忍容性をみて増量を検討し，1日量10～20 mg分1を継続する。

◆セルトラリン（ジェイゾロフト®）

●うつ病，パニック症，心的外傷後ストレス症（PTSD）への適応がある。海外では有用性の高い薬物とされているが，日本では承認されている最大量が少ないことが難点である。

● CYP2D6 の阻害作用がわずかに存在するが，臨床的な影響は無視できる程度に小さい。

処方例）

□1日量25 mg分1から開始し，25 mgずつ漸増し，最大1日量100 mg分1まで試みる。

◆パロキセチン（パキシル®）

●うつ病，パニック症，強迫症，社交不安症，心的外傷後ストレス症（PTSD）への適応がある。体重増加傾向に注意を要する。他の薬物に優先して使用する理由は乏しい。

● CYP2D6 で代謝される薬物であると同時に CYP2D6 を強力に阻害するため，用量が増すとその増加量以上に血中濃度が高まる。CYP2D6 で代謝される他の薬の血中濃度を高めることに注意を要すると同時に，タモキシフェンやトラマドールの効果を失わせることにも注意を要する。

●急な中止や減量で離脱症状が生じやすい。

> **処方例)**
> □1日量10 mg分1夕食後で開始し, 10 mgずつ漸増する。パニック症は1日量30 mg, うつ病/社交不安症/心的外傷後ストレス症は1日量40 mg, 強迫症は1日量50 mgを上限とする。

●徐放錠(パキシルCR®)は, うつ病への適応がある。1日量12.5 mg分1夕食後で開始し, 12.5 mgずつ漸増し, 最大1日量50 mg分1夕食後まで試みる。

◆フルボキサミン(デプロメール®, ルボックス®)

●うつ病, 強迫症, 社交不安症への適応がある。他の薬物に優先して使用する理由は乏しい。

● CYP1A2, CYP2C9, CYP2C19, CYP2D6, CYP3A4を阻害するため, 肝臓で代謝される他の多くの薬物の血中濃度を上げてしまうことに注意を要する。

> **処方例)**
> □フルボキサミン(デプロメール®, ルボックス®)1日量50 mgを分2で開始し, 50 mgずつ漸増し, 1日量150 mgを分2で試みる。

◎SNRI(セロトニン・ノルアドレナリン再取り込み阻害薬)

◆デュロキセチン(サインバルタ®)

●うつ病(とさまざまな疼痛)への適応がある。初期量からの1回の増量で十分な治療効果が期待できる点で使いやすいだろう。

● CYP2D6の軽い阻害作用が存在するが, 臨床的な影響は十分に小さい。

処方例）
□1日量20 mg分1朝食後で開始し，1週間以上あけて40 mgに増量し，効果と忍容性をみて1日量40～60 mg分1朝食後を継続する。

◆ベンラファキシン（イフェクサー®）

● 少量ではSSRIとして作用し，用量を増やすとSNRIとしての効果が得られる。
● CYPの阻害作用がなく他の薬物との相互作用を気にせずに済む点，初期量からの1回の増量で十分な治療効果が期待できる点で使いやすいだろう。

処方例）
□1日量37.5 mg分1食後で開始し，1週間以上あけて75 mg分1食後に増量し，効果と忍容性をみて75 mgずつの漸増を検討し，1日量75～225 mg分1食後を継続する。

◆ミルナシプラン

● CYPの阻害作用がないだけでなく，本剤がCYPによる代謝を受けずにグルクロン酸抱合を直接受けて代謝されるため，CYPを介した他の薬物との相互作用を気にしなくて済む点が特徴である。

処方例）
□25 mg分1食後で開始し，効果と忍容性をみて25 mgずつ増量し，100 mg分2～3食後を継続する。高齢者は15～25 mg分1食後で開始し，漸増して60 mg分2～3食後を継続する。

◎SSRI・SNRI 以外の新規抗うつ薬

◆ミルタザピン(リフレックス®，レメロン®)

● NaSSA(ノルアドレナリン作動性・特異的セロトニン作動性抗うつ薬)である。初期量から十分な治療効果が期待できる点で使いやすい。睡眠を改善し食欲が増しやすく，うつ病による不眠や食欲不振に対する効果が期待されると同時に，日中の眠気や体重増加傾向に注意を要する。

● CYP の阻害作用はない。

> **処方例)**
> □1日量 15 mg 分1眠前で開始し，効果と忍容性をみて 15 mg ずつの漸増を検討し，1日量 15～45 mg 分1眠前を継続する。

◆ボルチオキセチン(トリンテリックス®)

●セロトニン再取り込み阻害作用とセロトニン受容体調節作用(セロトニンの 5-HT_{1A} 受容体のアゴニスト作用，5-HT_{1B} 受容体の部分アゴニスト作用，5-HT_{1D}，5-HT_3，5-HT_7 受容体のアンタゴニスト作用)をもつ。

19

> **処方例)**
> □1日量 10 mg で開始し，1週間以上状態をみて1日量 10～20 mg を継続する。

◎三環系抗うつ薬

◆アミトリプチリン(トリプタノール®)

●うつ病治療の主剤となりうる。1日量 150 mg まで(まれに 300 mg まで)。

◆アモキサピン(アモキサン®)

●うつ病治療の主剤となりうる。ドパミン受容体遮断作用も有し，錐体外路症状に注意を要する。1日量 150 mg まで(まれに 300 mg まで)。

◆イミプラミン(トフラニール®)

●うつ病治療の主剤となりうる。1日量200 mgまで(まれに300 mgまで)。

◆クロミプラミン(アナフラニール®)

●うつ病治療の主剤となりうる。ナルコレプシーの情動脱力発作に対する適応もあり，1日量75 mgまで用いられる。

処方例)

(経口薬)

□1日量50〜100 mgを分2〜3で開始し，効果と忍容性をみて1日量50〜225 mgを継続する。

(点滴)

□1日量25 mgを生理食塩水500 mLに混注し2〜3時間で1日1回から点滴静注し，効果と忍容性をみながら1日1〜3回で継続し，状態をみて経口薬に切り替えることを検討する。

◆トリミプラミン(スルモンチール®)

●使用はまれである。1日量200 mgまで(まれに300 mgまで)。

◆ノルトリプチリン(ノリトレン®)

●うつ病治療の主剤となりうる。

処方例)

□1日量20〜50 mgを分2〜3で開始し，効果と忍容性をみて1日量50〜150 mgを分2〜3で継続する。

◎四環系抗うつ薬

◆ミアンセリン(テトラミド®)

●うつ病に対しての使用は1日量60 mgまでだが，本剤によるうつ病治療はまれである。鎮静作用があり睡眠薬の代用品として，または夜間せん妄に対して1日量10〜

30 mg で使用される場合がある。

◆セチプチリン（テシプール®）

●三環系よりも副作用が少ないため使用されていたが，さらに副作用が少ない新規抗うつ薬が登場してからは，その使用はまれである。

◆マプロチリン（ルジオミール®）

●うつ病治療の主剤となりうる。1 日量 75 mg まで。

◎その他

◆スルピリド（ドグマチール®）

●1 日量 300 mg 以上の使用で抗精神病薬としての効果が期待されるが，1 日量 150〜300 mg までの低用量では抗うつ薬として作用する。

●胃薬としても作用し食欲増進作用が強く，食欲が減退したうつ病に処方されることがあるが，高プロラクチン血症の頻度が非常に高い。

●気軽に使用されがちだが，実際には QT 延長や代謝系の異常のリスクが高く推奨できない。

◆トラゾドン（デジレル®，レスリン®）

20 ●うつ病に対しての使用は 1 日量 200 mg までだが，本剤によるうつ病治療はまれである。

●その鎮静作用を期待して睡眠薬の代用品として 1 日量 25〜50 mg で眠前に使用されることは多い。

■気分安定薬

◎概要

●気分安定薬（mood stabilizer）は，双極症や，統合失調感情症の双極型の治療薬である。抗躁薬と呼ばれることもあるが，躁状態を抑えるだけでなく抑うつ状態への治療にもなる点で「気分安定薬」の呼称こそが妥当である。

●躁状態，抑うつ状態，平常状態を通して，有効な気分安定薬を長期的に継続することが重要となる。双極症を治療する上で，1剤で済むのは3人に1人程度であり，複数の気分安定薬を併用することが多い。

●精神科や心療内科を専門にしない医師が使用するのであれば，バルプロ酸ナトリウムが最も無難で使いやすいだろう。精神科または心療内科を専門にする医師は，気分安定薬すべてを使えるようになっておくべきである。

◎炭酸リチウム(リーマス®)

●腎排泄の薬物であると同時に腎機能を低下させうる薬物であり，腎機能に問題のある患者への使用は避ける。また，腎機能を低下させうる薬物(NSAIDs など)との併用を避ける。最初は分服で開始するが，維持期には分1での服用のほうが長期的な腎機能低下リスクを減らせる。使用中は血液検査で血中濃度と腎機能を繰り返し確認する。

●中毒で振戦や運動失調，消化器症状，意識障害などが生じうる(血中濃度が正常範囲でも，副作用が出たら中毒を想定せよ)。

●その他，QT 延長が生じうるため心電図を繰り返す。甲状腺機能を低下させうるため fT_3 や TSH を繰り返し確認する。てんかん患者には禁忌。妊娠中の服用で児のエプシュタイン奇形(三尖弁閉鎖不全)のリスクが高まるため注意を要する。

処方例)

□ 1 日量 400～600 mg を分 2 で開始し，約 1 週間で血中濃度を(できれば 1 日の中での最低値＝トラフ値で)測定し，血中濃度 0.5～1.0 mEq/L(高齢者であればその半分程度)におさまるように 1 日量 200～800 mg 程度(最大でも 1,200 mg)分 1 で維持する。

◎バルプロ酸ナトリウム(デパケン®，セレニカ®)

●混合状態が生じる双極症には，リチウムよりも効果が期待できる(急速交代型に対してはリチウムと効果は同等と考えられる)。バルプロ酸は他の気分安定薬よりも比較的安全である点で使用しやすい。

●肝障害や高アンモニア血症が生じうるため血液検査を繰り返す。また，妊娠初期の服用で児の神経管欠損(や無脳症)のリスクが高まるため，妊娠の可能性がある若年女性への使用には慎重な姿勢を要する。妊娠の予定がある女性が服用を継続するのであれば，減量を検討し，妊娠の前から葉酸のサプリメントの服用を指示すること。

処方例)

□1日量400〜600 mgを分2で開始し，血中濃度50〜120 μg/mLにおさまるように1日量400〜1,200 mgを分1〜2で維持する。

◎カルバマゼピン(テグレトール®)

●スティーヴンス・ジョンソン症候群などの重症皮疹と無顆粒球症が生じる可能性に注意が必要であり，それらが生じたらただちに中止する。

●肝酵素チトクロムP450(CYP)を強力に誘導し，CYPで代謝される他の薬物の血中濃度を大幅に低下させうることには注意が必要である。

20

処方例)

□1日量200〜400 mgを分1〜2で開始し，効果と忍容性をみながら1日量400〜1,200 mgを分1〜2で維持する。

◎ラモトリギン(ラミクタール®)

●他の気分安定薬に比べて抑うつを減らす効果がより高い点で非常に有用だが，緩徐に増量しなければならず効果が得られるまでに長い時間を要する。**中途半端な量で使用せず，十分量まで計画的に増量すること。**

●スティーヴンス・ジョンソン症候群などの重症皮疹が生じ

るリスクがあり，皮疹が生じた際にはただちに中止すべきであり，患者に指導しておく必要がある。皮疹の出現は使用開始後の1〜2ヶ月が特に多いが，それ以降も頻度こそ少ないものの，注意して経過をみる必要がある。**指定された量よりも早くに多い量を使用すると皮疹のリスクは跳ね上がる。**

●服薬が中断された際，その期間が一定の期間以上であれば初期量から再開する必要があり，それより短い期間であっても中断した期間に応じて量を減らして再開する。なお，その「一定の期間」は，通常であれば170時間（およそ7日間），バルプロ酸ナトリウム併用時であれば350時間（およそ14日間），カルバマゼピン併用時であれば65時間（3日弱）である。

●妊婦への使用において児の催奇形性のリスクは他の気分安定薬に比べて低いと考えられている点で，妊娠の可能性がある若年女性においては優先順位が上がる。

処方例）

（バルプロ酸やカルバマゼピンの併用がない場合）

□1日量25 mg分1を2週間以上，1日量50 mgを分1〜2で2週間以上使用し，1日量100 mgを分1〜2で1週間以上使用し，その後より1日量200 mgを分1〜2で維持する。

（バルプロ酸の併用がある場合）

□1日量25 mg分1隔日投与を2週間以上，1日量25 mg分1連日投与を2週間以上使用し，1日量50 mgを分1〜2で1週間以上使用し，その後より1日量100 mgを分1〜2で維持する。

（カルバマゼピンの併用がある場合）

□1日量50 mg分1を2週間以上，1日量100 mgを分2で2週間以上使用し，1日量200 mgを分2で1週間以上使用し，1日量300 mgを分2で1週間以上使用し，1日量300〜400 mgを分2で維持する。

■抗精神病薬

◎概要

●抗精神病薬(antipsychotics)は，ドパミン受容体の遮断を主な作用とする薬物である。その主な対象は統合失調症だが，双極症の治療や，うつ病の補助療法にも用いられるなど，精神科医療ではその出番は多い。「メジャートランキライザー」(通称「メジャー」)と呼ばれることもある。比較的古い薬は「定型」「従来型」「第一世代」と呼ばれ，比較的新しい薬は「非定型」「新規」「第二世代」と呼ばれる。定型抗精神病薬のほうが錐体外路症状や陰性症状が生じやすい一方，非定型抗精神病薬のほうが肥満傾向などの代謝系の異常が生じやすい傾向にある。**新しく抗精神病薬を開始する際には，非定型抗精神病薬が優先して用いられる。**

●どの薬物も少量から開始して十分量に漸増することが基本となる。血液検査を繰り返し，血算や肝機能，血糖，脂質につき確認しながら使用する。また，心電図で450ミリ秒以上のQT延長が生じていないかを定期的に確認する。

●抗精神病薬は1剤ずつ十分量を試み，効果が得られなければ中止するか，漸減・漸増法で他の薬物に変更して使用することを心がける。**抗精神病薬の併用は，治療効果を高めるわけではなく，錐体外路症状や代謝系の異常のリスクを上げるなど有害性が増すことには注意を要する。**また，診療報酬上も抗精神病薬の併用は2剤までが認められ，それ以上の併用は基本的には減算される。

●精神科や心療内科を専門にしない医師であれば，経口薬はリスペリドン(またはパリペリドン)，アリピプラゾール，筋注はオランザピン，静注や点滴はハロペリドールを使えるようになるといいだろう。

＊下記，それぞれの抗精神病薬の等価換算には，巻末の参考文献(3，4，5)を参照した。

◎非定型抗精神病薬

◆アセナピン(シクレスト®)

●幻覚や妄想への効果をある程度もち，いくらかの鎮静効果も期待できる。海外では双極症への適応を有することも多い。

●アカシジアは少なくないが，他の錐体外路症状（パーキンソン症候群，ジストニア，ジスキネジア）は少ない。服薬時に口のしびれを感じる者も少なくない。

●舌下に投与し，その後 10 分間は飲食を避ける。その間，唾液を口にため込む者もいるが，その必要はない（飲み込んでよい）。2 分で 80%，5 分で 90%が吸収される。舌下以外で吸収させたときの血中濃度は，舌上だと約 10% 下がり，バッカル（歯茎と頬の間）だと約 20% 上がる。

●肝臓での初回通過効果（吸収直後の肝臓での代謝）が非常に高く，普通に飲み込んで服用すれば作用する前にほとんどが肝臓で代謝され，生物学的利用能が 2% 以下になる。初回通過効果を避けるべく，舌下で吸収させる必要があることに注意を要する。薬理学的には，舌下投与により胃のセロトニン 5-HT_{2B}，5-HT_{2C} 受容体に触れることを回避し，肥満傾向などの代謝系の問題を回避できる可能性が期待され，実際に肥満傾向は非常に少ない。舌下投与により比較的早くに効果が得られ，不安やいらいらへの頓用としての使用も期待できる。

●抗コリン作用は少ない。MARTA（多元受容体作用抗精神病薬：multi-acting receptor-targeted antipsychotics）に分類されることが多いが，セロトニン・ドパミン受容体遮断薬（serotonin dopamine antagonist：SDA）に相当するとの指摘もある。 21

● 1 mg はクロルプロマジン 40 mg と等価と考えられる（参考文献 3 参照）。

処方例）

（統合失調症）

□ 1 日量 10 mg 舌下投与を分 2 で開始し，1 日量 10～20 mg 舌下投与を分 2 で継続する。

（急性期の鎮静）

□ 10 mg を舌下投与。

◆アリピプラゾール(エビリファイ®)

●幻覚や妄想への作用が期待され，鎮静効果は非常に弱い。ドパミン D_2 受容体の部分作動薬である点が最大の特徴であり，ドパミン過感受性精神病を引き起こすリスクは非常に低いが，すでにドパミン過感受性精神病が生じている患者への多量の使用は，病状の悪化を招きうる。

●双極症に適応をもち，ごく少量で用いればうつ病を抗うつ薬で治療する際の補助療法としても使用できる。錠剤や液剤のほか，4週間ごとの持続性注射剤も存在する。

●肥満傾向，代謝系の異常，高プロラクチン血症，QT延長のリスクは非常に少ない。

●アカシジアは少なくないが，他の錐体外路症状(パーキンソン症候群，ジストニア，ジスキネジア)は少ない。

●経口薬1mgはクロルプロマジン25mg，持効性注射剤1mg/4週はクロルプロマジン1mgと等価と考えられる。

処方例)

(経口薬：統合失調症)

□1日量6〜12mgを分1〜2で開始し，状態をみて1日量6〜30mgを継続する。

(経口薬：双極症の躁状態)

□1日量24mg分1で開始し，状態をみて1日量12〜24mg分1を継続する。

21

(経口薬：双極症の維持療法)

□再発予防に継続が有用と考えられる。躁状態の予防には高用量が，抑うつ状態の予防や治療には低用量がより有用であろう。

(経口薬：うつ病)

□抗うつ薬治療への補助療法として，1日量3mg分1で使用する(15mgまで認められているが増量の有益性は乏しい)。

(経口薬：自閉スペクトラム症の易刺激性)

□1mg分1で開始し，状態をみて1〜3mgずつ漸増して1〜15mg分1を継続する。

（持続性注射剤：統合失調症）

□経口薬で効果と忍容性を確認した上で使用する。経口薬15 mg以上で維持されている患者に適しているだろう。4週間ごとに腕の三角筋か臀部に筋注する。400 mg/4週を基本とし，必要に応じて300 mg/4週に減量する。血中濃度の上昇が緩徐であり，初回投与時には経口薬を2週間ほど併用する。併用する量は，それまでの経口薬が6〜15 mg/日であれば6 mg/日，18〜24 mg/日であれば12 mg/日，30 mg/日であれば15 mg/日が目安となる。**筋注後，揉んではならない**。室温保存可。

◆オランザピン（ジプレキサ®）

●幻覚や妄想に対する効果が十分に期待でき，鎮静作用も強い。少量では抑うつ状態の治療の補助療法としても有用である（適応は「双極症のうつ症状」だが，実臨床ではうつ病にも用いられている）。

●糖尿病には禁忌。錐体外路症状は生じづらいが，肥満傾向や代謝系の異常のリスクは非常に強く，定期的に体重測定や血液検査で確認を繰り返し，問題が生じれば中止を検討せよ。

● 1 mgはクロルプロマジン40 mgと等価と考えらえる。

処方例）

（統合失調症）

□1日量5〜10 mg分1で開始し，状態をみて1日量5〜20 mgを継続する。

（双極症の躁状態）

□1日量10 mg分1で開始し，1日量10〜20 mgを継続する。

（抑うつ状態への補助療法）

□1日量2.5〜5 mg分1を使用する（少量から開始して1日量20 mgまで増量することが認められているが，少量が妥当であろう）。

(不穏)
□ジプレキサ®筋注用 10 mg を 2.1 mL の注射用水で溶解して筋肉注射する。効果不十分な場合には 2 時間以上あけて 10 mg 追加投与する。糖尿病の有無を問わずに使用できる。続けても 3 日間まで。

◆クエチアピン(セロクエル®，ビプレッソ®)

●統合失調症の主剤としての使用は少なく，いらいらや不安，興奮に対する鎮静や，睡眠薬の代わりに処方されていることが多い。錐体外路症状が生じづらく高齢者への対症療法として用いられることもある。
●徐放錠(ビプレッソ®)は，双極症(主に抑うつ)に対して用いられる。
●糖尿病には禁忌。また，QT 延長や代謝系の異常には注意を要する。
● 1 mg はクロルプロマジン 1.5 mg と等価と考えらえる。

処方例)
(統合失調症)
□ 1 日量 50〜75 mg を分 2〜3 で開始し，1 日量 150〜600 mg を分 2〜3 で継続する(最大 750 mg まで認められてはいる)。
(双極症)
□ビプレッソ®を 1 日量 50 mg で開始し，1 日量 150 mg，1 日量 300 mg と漸増して継続する。いずれも分 1 眠前(食後 2 時間以上経った空腹時)で使用し，増量には 2 日以上の間隔をあける。

◆クロザピン(クロザリル®)

●ドパミン遮断作用をもたない極めて異質な抗精神病薬である。治療抵抗性の統合失調症に限って用いられる。
●肥満傾向，代謝系の異常のリスクが非常に高く，無顆粒球症や心筋炎のリスクも高い。
●その使用には，条件を満たし定められた医療機関で資格をもった医師による処方が必要であり，患者ごとにクロザリル患者モニタリングサービス(CPMS)への登録を要する。使用にあたっては頻回の検査を含めた定められたモニタリングが必要となる。

●1 mg はクロルプロマジン 2 mg と等価と考えられる。

◆パリペリドン(インヴェガ®，ゼプリオン®)

●リスペリドンに類似した薬物である。幻覚や妄想への作用が期待され，鎮静作用は少ない。

●徐放錠であり血中濃度の変動が少ない点で，より少ない副作用や過感受性精神病でのよりよい治療効果が期待できる。頓用には向かないが，急性期の治療効果は十分に期待できる。4 週間ごとの持効性注射剤(ゼプリオン®)も存在する。

●注意すべき点はリスペリドンと同等だが，QT 延長傾向は少ない。チトクロム P450 による代謝を受けず，効果の個人差がより少ないと期待される。

●軽度腎機能障害(クレアチニンクリアランス：CCr 50〜80 mL)では6 mgを上限とする。中等度以上の腎機能障害(CCr 50 mL 未満)には禁忌。

●経口薬 1 mg はクロルプロマジン約 66 mg と等価と考えられる。持効性注射剤 25 mg/4 週はクロルプロマジン約 133.3 mg と等価と考えられる。

処方例)

(経口薬)

□1 日量 6 mg 分 1 朝で開始し，効果と忍容性をみながら 1 日量 3〜12 mg 分 1 朝で継続する。

(持効性注射剤)

□経口薬で効果と忍容性を確認した上で使用する。25 mg，50 mg，75 mg，100 mg，150 mg から患者に適した量を選択する。経口薬 6 mg/日には持効性注射剤 75 mg/4 週が相当する。75 mg を維持量とするのであれば，パリペリドン経口薬の中断と同時に 150 mg を腕の三角筋に注射し，その 1 週間後に 100 mg を三角筋に注射し，その後は4週間ごとに75 mgを臀部か三角筋に注射する（維持量に合わせて開始量の調整が必要であろう）。**筋注後，筋肉内からの漏出を避けるため，揉んではならない。**室温保存可。
□他に抗精神病薬を併用せずにゼプリオン®単剤による治療が4ヶ月以上継続して投与され，それが有効だったのであれば，その4週間後から，最終投与量の3.5倍量，12週間ごとのゼプリオンTRI®に変更することが可能である。

◆ブレクスピプラゾール（レキサルティ®）

●アリピプラゾールに似たドパミン受容体部分作動薬である。錐体外路症状（アカシジアを含む），肥満傾向，過鎮静，高プロラクチン血症などの副作用が少ないものと期待されている。
●1 mgはクロルプロマジン200 mgと等価と考えられる。
●統合失調症に対する適応に加えて，抗うつ薬で治療されるうつ病への補助療法としての適応も有している。

処方例）
□1日量1 mg分1で開始し，5日目以降に1日量2 mg分1に増量して継続する。

◆ブロナンセリン（ロナセン®）

●幻覚や妄想に対する効果が期待でき，鎮静効果は弱い。
●肥満傾向や糖尿病などの代謝系の副作用は非常に少ない。
●セロトニン5-HT$_{2A}$受容体以上にドパミンD$_2$，D$_3$受容体への選択性が高く，DSA（dopamine serotonin antagonist）と呼ばれる。
●空腹時の服用では血中濃度が十分に高まらないため，食後の服用を指示する。
●1 mgはクロルプロマジン25 mgと等価と考えられる。

処方例）
□1日量8 mgを分2で開始し，1日量8～24 mgを継続する。

●ブロナンセリンには経皮吸収型のテープ製剤も存在する。肝臓での初回通過効果(吸収直後の肝臓での代謝)を回避でき，代謝能の個人差の影響が少ないこと，また，経口薬と異なり食事の有無の影響を受けず，経口薬に比べて血中濃度の安定化が期待される。
●部位を変えながら体幹(胸，腹，背)に，一日一回，貼りかえて使用する。伸縮性がないため，動きの多い部位は避ける。勢いよく剥がすと角質が傷害されて皮膚の有害事象が増えるため，貼りかえる際はゆっくり剥がす。貼っていない間，貼りうる部位に保湿剤(ヒルドイド®など)を塗り皮膚の状態を保つ。貼った範囲を超える皮膚症状や丘疹・水疱が生じた際はアレルギー性皮膚炎を疑い，中止を検討し，ステロイド軟膏(リンデロン®など)を塗布する。一般的に貼ったままの入浴やシャワーは望ましくないが，撥水性を有し影響は少ないとは考えられる。
●経口薬とテープ製剤の換算は，経口薬の量が8 mg/日であれば40 mg/日に，16～24 mg/日であれば80 mg/日が目安となる。

処方例）
□1日量40～80 mgを分1で開始し，状態をみて1日量40～80 mgを継続する。

◆ペロスピロン(ルーラン®)

●幻覚や妄想への効果がある程度期待でき，副作用は比較的少ない。
●空腹時の服用では血中濃度が十分に高まらないため，食後の服用を指示する。

処方例）
□1日量12 mgを分3で開始し，1日量12〜48 mgを分3で継続する。

◆リスペリドン（リスパダール®）

●非定型抗精神病薬の代表的薬物であり，統合失調症に対する使用において最もコンセンサスの得られている薬物の1つである。幻覚や妄想への作用が期待され，強くはないもののいくらかの鎮静作用も有している。

●用量が増えると錐体外路症状が生じやすいことには注意を要する。それ自体では大きな問題は生じづらいが，高プロラクチン血症が生じやすく，乳汁分泌や無月経に注意を要する。

●錠剤と液剤があるほか，2週間ごとの持効性注射剤（リスパダール コンスタ®）も存在する。

●経口薬1 mg，持効性注射剤10 mg/2週，クロルプロマジン100 mgが等価と考えらえる。

処方例）
（経口薬）
□1日量2 mgを分2で開始し，効果と忍容性をみながら1日量2〜6 mgを分2で継続する。最大1日量12 mgまで使用できるが，一般的には1日量6 mg以上を使用しても効果は高まらない。

（持効性注射剤）
□経口薬で効果と忍容性を確認した上で使用する。経口薬の量が2 mg/日であれば25 mg/2週，4 mg/日であれば37.5 mg/2週，6 mg/日であれば50 mg/2週が目安となる。最初の注射から3週間後に血中濃度が立ち上がるため，経口薬はしばらく併用して3週間後に中止する。2週間ごとに臀部に筋注して使用する。**筋注後は筋肉内からの漏出を避けるため，揉んではならない。**冷所に保存し，常温に戻して使用する。

◆ルラシドン(ラツーダ®)

● SDA であり，幻覚や妄想に対する効果を期待でき，統合失調症に使用される。また，セロトニン 5-HT_{1A} 受容体部分刺激・5-HT_7 受容体遮断作用も有し不安や抑うつへの効果も期待でき，双極症にも用いられる。

●鎮静効果は弱く，体重増加や耐糖能異常，高プロラクチン血症は少ない。

● 1 mg がクロルプロマジン 10 mg と等価と考えられる。

> **処方例)**
> **(統合失調症)**
> □ 40 mg 分 1 食後で開始し，40〜80 mg 分 1 食後で継続する。
> **(双極症)**
> □ 20 mg 分 1 食後で開始し，20〜60 mg 分 1 食後で継続する。

◎定型抗精神病薬

◆オキシペルチン(ホーリット®)

●少量では賦活作用が期待され，中等量以上では幻覚・妄想に対する作用や鎮静作用が期待され使用されてきた。

● 1 mg がクロルプロマジン 1.25 mg と等価と考えられる。1 日量 300 mg まで。

◆クロカプラミン(クロフェクトン®)

●少量では賦活作用が期待され，中等量以上で幻覚・妄想に対する作用が期待され使用されてきた。

● 1 mg がクロルプロマジン 2.5 mg と等価と考えられる。1 日量 150 mg まで。

◆クロルプロマジン(ウインタミン®，コントミン®)

●この世に登場した最初の抗精神病薬でありながら，現代の臨床でも使用されている薬である。

●統合失調症の主剤としての効果はあまり期待せず，主にいらいらや不安，興奮に対する鎮静や，睡眠薬の代わりに処方されていることが多い。これまで頻繁に用いられてきたが，現在では推奨される薬物ではない。新たな使用は控え，漫然と続けられている例では12.5 mgずつでも漸減の可能性を検討すべきである。

- ●筋注が可能である。すぐ興奮を抑えたいときに筋注や静注で使用される。静注（や点滴静注）については，同じクロルプロマジンでも，ウインタミン®には適応があってもコントミン®には適応がないことに注意。
- ● QT延長や代謝系の異常が生じやすいことには注意を要する。

処方例）

（経口薬）

□ 1日量450 mgまで。

（筋注）

□ 25 mgを筋注する。即時的な対応が必要なときに使用する。錐体外路症状を避けるためにプロメタジン塩酸塩（ヒベルナ®，ピレチア®）25 mgを混注することもある。

（点滴）

□ウインタミン®25 mgをメインボトルや生理食塩水に混和して点滴静注。経口が困難な状況の統合失調症などに対して使用する。

◆スピペロン（スピロピタン®）

- ●鎮静作用が期待され使用されてきた。
- ● 1 mgがクロルプロマジン100 mgと等価と考えられる。1日量4.5 mgまで。

◆スルトプリド（バルネチール®）

- ●強い鎮静作用を期待して使用されてきた。
- ● 1 mgがクロルプロマジン0.5 mgと等価と考えられる。1日量1,800 mgまで。

◆スルピリド(ドグマチール®)

● 150〜300 mg までの低用量では抗うつ薬として作用する。胃薬としても作用し食欲増進作用が強く，食欲が減退したうつ病に処方されることがあるが，高プロラクチン血症の頻度が非常に高い。現代でも気軽に使用されていることは多いが，実際には QT 延長や代謝系の異常のリスクは高く，その使用は推奨されていない。
● 300 mg 以上の高用量で抗精神病薬としての作用が得られるが，スルピリドを主剤として治療される統合失調症は非常にまれである。
●筋注用の注射剤も存在するが，めったに使用されない。
● 1 mg がクロルプロマジン 0.5 mg と等価と考えられる。1 日量 1,200 mg まで。

◆ゾテピン(ロドピン®)

●いらいらや不安，興奮に対する鎮静や，睡眠薬の代わりを目的に処方されることが多い。
● QT 延長や代謝系の異常が生じやすいことには注意を要する。また，けいれん閾値を低下させるため，特に 300 mg 以上の使用でけいれん発作が誘発される可能性に注意を要する。
●その他，尿酸排泄を促し，尿酸値が低下しうる。
● 1 mg がクロルプロマジン約 1.5 mg と等価と考えられる。1 日量 450 mg まで。

21

◆チアプリド(グラマリール®)

●ドパミン D_2 遮断作用を有する抗精神病薬だが，適応は統合失調症ではなく，脳梗塞後遺症に伴う興奮やせん妄などであり，特にせん妄に処方されることは少なくない(ジスキネジアにも適応はあるが使用すべきではない)。
● 1 mg がクロルプロマジン 1 mg と等価と考えられる。1 日量 150 mg まで。

◆チミペロン(トロペロン®)

●少量では賦活作用が期待され，中等量以上では幻覚や妄想に対する作用や鎮静作用が期待され使用されてきたが，新しく処方を開始する意義は乏しい。

●注射剤も存在する。血圧低下や錐体外路症状が生じやすいことには注意を要する。

●1 mgがクロルプロマジン約77 mgと等価と考えられる。

> **処方例）**
> **（経口薬）**
> □1日量12 mgまで。
> **（注射）**
> □4 mgを筋注，静注または点滴静注する。

◆ネモナプリド（エミレース®）

●幻覚・妄想への作用とともに賦活作用も期待されて使用されてきた。

●1 mgがクロルプロマジン約22 mgと等価と考えられる。1日量60 mgまで。

◆ハロペリドール（セレネース®）

●クロルプロマジンに続いて2番目に古い抗精神病薬でありながら，現代の臨床でも使用されている薬である。非定型抗精神病薬に優先して使用する理由は乏しいが，それまでの治療経過や剤型上の理由から選択されることがある。

●統合失調症を治療する上で幻覚や妄想に対する主剤として使用でき，経口/筋注/静注/点滴とさまざまな投与方法が使用できる点で有用である。持効性注射剤（ネオペリドール®，ハロマンス®）も存在し，統合失調症の維持治療にも使用されている。

●興奮や妄想が著しい統合失調症や躁状態ですぐに効果を得たいときに筋注や静注で使用される。拒薬や興奮，術前などで経口薬が使用できない統合失調症やせん妄に対して点滴で用いられる。長い間，経口薬や持効性注射剤のハロペリドールで維持治療が続けられている統合失調症も見受けられる。

● QT 延長や錐体外路症状が生じやすいことには注意を要する。
● 1 mg はクロルプロマジン 50 mg と等価と考えらえる。

処方例）
（経口薬）
□ 1 日量 1～2 mg 程度を分 1～2 で開始し，効果と忍容性をみながら 1 日量 6 mg までの範囲で量を調節する。
（筋注/静注）
□ 5 mg を注射する。効果不十分であれば時間をあけて 5 mg 追加投与を検討する。即時的な対応が必要なときに使用する。錐体外路症状を避けるためにビペリデン（アキネトン®，タスモリン® など）5 mg を混注することもある。
（点滴）
□ハロペリドール 5 mg＋生理食塩水 100 mL を 30～60 分で点滴静注。効果不十分な場合には 5 mg 追加投与する。せん妄，経口が困難な状況の統合失調症などに対して使用する。
（持効性注射剤）
□経口のハロペリドールで効果と忍容性を確認した上で使用する。経口薬の 1 日量の 10～15 倍を目安に 50 mg か 100 mg を選択し，デカン酸ハロペリドール（ハロマンス®）の 4 週間ごとの筋注を開始し，経口薬を徐々に漸減して中止する。**筋注後には筋肉内の硬結を防ぐためよく揉みこむ。**

◆ピパンペロン（プロピタン®）
● 1 mg がクロルプロマジン 0.5 mg と等価と考えられる。1 日量 600 mg まで。

◆ピモジド（オーラップ®）
●賦活作用を期待して使用されてきた。
● 1 mg がクロルプロマジン 25 mg と等価と考えられる。1 日量 6 mg まで。

◆プロクロルペラジン(ノバミン®)

●統合失調症の治療で用いられることはまれとなった。制吐剤として一時的に使用されることがある。

● 1 mg はクロルプロマジン約 6.6 mg と等価と考えられる。1 日量 45 mg まで。

◆プロペリシアジン(ニューレプチル®)

●鎮静作用を期待して使用されてきた。

● 1 mg はクロルプロマジン 5 mg と等価と考えられる。1 日量 60 mg まで。

◆ペルフェナジン(ピーゼットシー®, トリラホン®)

●大規模臨床試験「CATIE study」で非定型抗精神病薬との比較に用いられたことで注目が集まり，有用性が見直されて使用頻度が増えたが，実際には本剤を優先して使用する根拠は乏しい。

●筋注用の注射剤も存在するが，その使用は珍しい。

● 1 mg はクロルプロマジン 10 mg と等価と考えられる。1 日量 48 mg まで。

◆モサプラミン(クレミン®)

●幻覚・妄想に対する作用と，陰性症状に対する作用が期待され使用されてきた。

● 1 mg がクロルプロマジン 3 mg と等価と考えられる。1 日量 300 mg まで。

◆レボメプロマジン(ヒルナミン®, レボトミン®)

●統合失調症の主剤としての効果はあまり期待できず，主にいらいらや不安，興奮に対する鎮静や，睡眠薬の代わりに処方されていることが多い。現在では推奨される薬物ではなく，新たな使用は控え，漫然と続けられている例では漸減の可能性を検討すべきである。

●筋注が可能である。すぐ興奮を抑えたいときに筋注や静注で使用される。

● QT 延長や代謝系の異常が生じやすいことには注意を要す

る。

● 1 mg がクロルプロマジン 1 mg と等価と考えらえる。

処方例）
（経口薬）
□ 1 日量 200 mg まで。
（筋注）
□ 25 mg を筋注する。即時的な対応が必要なときに使用する。錐体外路症状を避けるためにプロメタジン塩酸塩（ヒベルナ®，ピレチア®）25 mg を混注することもある。

■抗不安薬

◎概要

●不安を和らげる抗不安薬（anxiolytic agent）は多くがベンゾジアゼピン（またはその類似物）である。「マイナートランキライザー」（通称「マイナー」）と呼ばれることもある。

●抑うつ・不安状態をみて「とりあえず」と処方することは（行われがちだが）推奨しがたい。**あくまで対症療法として使われる薬物であり，原因療法ではない。**

●診療報酬上，抗不安薬は 2 剤まで，抗不安薬と睡眠薬を合わせて 3 剤までの併用が認められ，それを超す併用は減算される。

●精神科または心療内科を専門にしない医師も処方を開始するまでは簡単だが，漫然と続ければ依存が生じがちである。処方を開始し，数週間たっても続ける必要が生じるようであれば，安易に継続せず精神科や心療内科に紹介すべきである。

●数ヶ月にわたる処方や，高用量の処方で依存形成のリスクは高まる。短時間作用型は効果を実感しやすく希望されがちだが，長時間作用型のほうが依存は生じづらい。

●副作用として眠気やふらつきが生じうる。急な中断で反跳性の不安や不眠が生じ，特に高用量からの急な中止では強い離脱症状を生じうることには注意が必要である。減量や中止は徐々にすすめるべきであり，その用量を減らしたり，半減期が短くないものであれば休薬日を徐々に増やしたりして漸減して中止する。短時間作用型の中止が困難であれば長時間作用型への置換も有用であろう。

●ベンゾジアゼピン系以外を使うほうが無難であり，ベンゾジアゼピン系の薬物であれば，ロフラゼプ酸，ロラゼパム，アルプラゾラムを使えるようになるといいだろう。

◎ベンゾジアゼピンやその類似物

●いずれも依存性に注意が必要であり，一度に処方できる量は 30 日分までに制限されている。

●下記の用法については，すべて「分服」である。上限は添付文書上で指定されている量を，下限は錠剤で可能な最小量を記載した。

●下記，それぞれの等価換算には，巻末の参考文献 6 を参照した。

◆アルプラゾラム（コンスタン®，ソラナックス®）

●半減期は約 14 時間の中時間作用型である。1 日量 0.4〜2.4 mg。

● 0.4 mg がジアゼパム 2.5 mg に相当すると考えられる。

◆エチゾラム（デパス®）

●チエノジアゼピン系の薬物だが，その作用や注意すべき点からしてベンゾジアゼピン系薬物と同等である。睡眠薬としても作用する。

●半減期は約 6 時間であり短時間作用型である。日常的に使用されているのをみることは多いが，依存性が強く安易な処方は避けるべきである。1 日量 0.5〜3 mg。

● 1 mg がジアゼパム約 3.33 mg に相当すると考えられる。

◆オキサゾラム（セレナール®）

●半減期は約 56 時間であり長時間作用型である。1 日量 5〜60 mg。

● 1 mg がジアゼパム 0.25 mg に相当すると考えられる。

◆クロキサゾラム(セパゾン®)

●半減期は十数時間と考えられ，作用時間は中時間作用型である。1 日量 1〜12 mg。

● 1 mg がジアゼパム約 3.33 mg に相当すると考えられる。

◆クロチアゼパム(リーゼ®)

●チエノジアゼピン系の薬物だが，その作用や注意すべき点からしてベンゾジアゼピン系薬物と同等である。

●半減期は約 6 時間と短時間作用型であり，力価は低い。日常的に使用されていることは多い。1 日量 10〜30 mg。

● 1 mg がジアゼパム 0.5 mg に相当すると考えられる。

◆クロルジアゼポキシド(コントール®，バランス®)

●世界最初のベンゾジアゼピン系薬物である。

●半減期は 6.6〜28 時間とされ，十数時間と考えておけばいいだろう。1 日量 5〜60 mg。

● 1 mg がジアゼパム 0.5 mg に相当すると考えられる。

◆ジアゼパム(セルシン®，ホリゾン®)

●半減期は約 50 時間，その活性代謝物の半減期は約 90 時間であり，長時間型である。

●注射剤が存在し，精神運動興奮やカタトニア，てんかん，アルコール離脱などに用いられる。

●抗てんかん薬として処方される際には処方日数が 90 日までの制限となる。

処方例)

(経口薬)

□ 1 日量 2〜15 mg

(注射)

□ 5 mg を筋注，または緩徐に静脈注射(点滴への混注を避ける)。呼吸抑制に注意を要する。

◆トフィソパム(グランダキシン®)

●半減期が1時間ほどの短時間作用型である。1日量50～150 mg。

● 50 mgがジアゼパム2 mgに相当すると考えられる。

◆フルタゾラム(コレミナール®)

●半減期は約3.5時間の短時間作用型である。1日量4～12 mg。

● 4 mgがジアゼパム約1.33 mgに相当すると考えられる。

◆ブロマゼパム(セニラン®, レキソタン®)

●半減期は約20時間の中時間作用型である。1日量6～15 mg。

● 1 mgがジアゼパム2 mgに相当すると考えられる。

◆メキサゾラム(メレックス®)

●半減期が約76時間の長時間作用型である。1日量0.5～3 mg。

● 1 mgがジアゼパム3 mgに相当すると考えられる。

◆メダゼパム(レスミット®)

●半減期は1～2時間と短いが，その活性代謝物*N*-デスメチルジアゼパムの半減期は51～120時間と長く，長時間作用型である。1日量2～30 mg。

● 1 mgがジアゼパム0.5 mgに相当すると考えられる。

◆ロフラゼプ酸エチル(メイラックス®)

●日本では最後に登場したベンゾジアゼピン系抗不安薬である。

●半減期は約122時間と非常に長い長時間作用型であり，依存により漸減や中止が困難になっている他の抗不安薬から置換するのも有用であろう。筋弛緩作用が弱い点でも比較的安全に使用できる。1日量1～2 mg分1～2。

● 1 mgがジアゼパム3 mgに相当すると考えられる。

◆ロラゼパム(ユーパン®, ワイパックス®)

●半減期は約 12 時間であり，中時間作用型である。

● CYP による代謝を受けずにグルクロン酸抱合を受けるため，薬物相互作用や肝酵素の個人差が比較的小さい点では安全性がより高いといえよう。1 日量 0.5～3 mg。

● 1 mg がジアゼパム約 4.17 mg に相当すると考えられる。

◎ベンゾジアゼピンやその類似物以外の薬

●依存性はほぼなく，処方日数制限もなく，比較的使いやすい薬物である。

◆ヒドロキシジン(アタラックス®-P)

●ベンゾジアゼピン系ではなく抗ヒスタミン薬であり，軽い鎮静作用を有する。「アタピー」と称されることが多い。

●半減期は約 20 時間である。1 日量 75～150 mg を分 3，または 25～50 mg 頓用。

◆タンドスピロン(セディール®)

●セロトニン 5-HT_{1A} 受容体作動薬であり，ベンゾジアゼピン系やその類似物ではない。

●半減期は 1 時間強と短いが即効性は期待できず，効果が得られるまでに 2 週間ほどかかる。

●依存性は乏しく，他の抗不安薬を減量する際に用いられることもある。1 日量 30～60 mg を分 3。

◆抑肝散(または抑肝散加陳皮半夏)

●セロトニンやグルタミン酸を介した複数の機序が考えられている。高齢者の易怒性や不眠などに対して使用されることが多い。

●依存性はないと考えられ，ベンゾジアゼピンを避けて選ばれることもある。

●漢方薬は副作用が少ない印象があるが，実際には副作用として低カリウム血症や間質性肺炎などに注意を要する。1 日量 5～7.5 g 分 2～3 食前または食間。

■睡眠薬

◎概要

- ●不眠の訴えを聞いて「とりあえず」と睡眠薬(hypnotic)を処方することは(行われがちだが)推奨しがたい。まずは十分な診察が必要であり，睡眠衛生指導が優先され，睡眠薬の処方はその後の話である。
- ●診療報酬上，睡眠薬は２剤まで，抗不安薬と睡眠薬を合わせて３剤までの併用が認められ，それを超す併用は減算される。
- ●精神科または心療内科を専門にしない医師でも睡眠薬の開始までは簡単だが，睡眠薬の多くがベンゾジアゼピン(または，その類似物)であり，漫然とした継続で容易に依存が生じうる。数ヶ月におよぶ処方や，高用量の処方で依存形成のリスクが高まることには注意を要する。
- ●副作用として転倒やふらつきには注意を要し，短時間作用型では依存性や健忘を招きやすく，長時間作用型では翌日への持ち越し効果が生じうる。
- ●なお，下記の用法については，すべて「眠前」である。上限は添付文書上で指定されている量を，下限は錠剤で可能な最小量を記載した。
- ●下記，それぞれの等価換算には，巻末の参考文献６を参照した。

◎ベンゾジアゼピンやその類似物

23

- ●薬物によって多少の差はあるが基本的にどれも抗不安作用，筋弛緩作用，抗けいれん作用を有する。
- ●依存に注意を要する薬物であり，(リルマザホンとエスゾピクロン以外は)一度に処方できる量は30日分までに制限されている。
- ●しばしば不眠が主訴となる睡眠時無呼吸症候群はベンゾジアゼピン系の薬物で増悪することにも注意を要する。ベンゾジアゼピン系の薬物は催眠効果を有していても深睡眠を減らすことも意識すること。
- ●ベンゾジアゼピン系は急な中断で反跳性の不安や不眠が生

じ，特に高用量からの急な中止では強い離脱症状が生じうる。減量や中止は徐々にすすめるべきであり，その用量を減らしたり，半減期が短くないものであれば休薬日を徐々に増やしたりして漸減して中止する。短時間作用型の中止が困難であれば長時間作用型への置換，非ベンゾジアゼピン系薬物であるラメルテオン（ロゼレム®）やスボレキサント（ベルソムラ®）への置換を試みるべきである。

◆エスゾピクロン（ルネスタ®）

●半減期が約 5 時間の短時間作用型である。ゾピクロンの中に含まれる光学異性体の *S* 体と *R* 体のうち，薬理活性をもつ *S* 体だけを製剤化したものである。

●副作用として苦みが多く，服薬時のみならずその作用している間に血中の成分が苦みをもたらしうる。1 日量 1～3 mg（高齢者は 2 mg まで）。

● 1 mg がニトラゼパム 2 mg に相当すると考えられる。

◆エスタゾラム（ユーロジン®）

●半減期が約 24 時間の中時間作用型である。

●抗不安作用があり不安に伴う中途覚醒や早朝覚醒には有用である。筋弛緩作用があり転倒には注意を要する。1 日量 1～4 mg。

● 1 mg がニトラゼパム 2.5 mg に相当すると考えられる。

◆エチゾラム（デパス®）

●日常的に使用されているのをみることは多いが，依存性が強く安易な処方は避けるべきである。

●半減期は約 6 時間であり短時間作用型である。

●チエノジアゼピン系の薬物だが，その作用や注意すべき点からしてベンゾジアゼピン系薬物と同等である。抗不安薬としても作用する。1 日量 0.5～3 mg。

● 1 mg がニトラゼパム 3.33 mg に相当すると考えられる。

◆クアゼパム（ドラール®）

●半減期が約 36 時間の長時間作用型であり，日中への持ち越し効果がありうるが，筋弛緩作用が弱い点では転倒のリスクがそこまで高まらないと期待される。1 日量 15～30 mg。

● 15 mg がニトラゼパム 5 mg に相当すると考えられる。

◆ゾピクロン(アモバン®)

●半減期が 4 時間弱の短時間作用型である。ゾピクロンの中に含まれる光学異性体の *S* 体と *R* 体のうち，薬理活性をもつ *S* 体だけを製剤化したエスゾピクロンが登場してからは，本剤が新しく処方される意義は乏しくなった。

●副作用として苦みが多く，服薬時のみならずその作用している間に血中の成分が苦みをもたらしうる。1 日量 7.5～10 mg。

● 7.5 mg がニトラゼパム 5 mg に相当すると考えられる。

◆ゾルピデム(マイスリー®)

●半減期が約 2 時間の短時間作用型である。

●正確にはベンゾジアゼピン系とは異なるが，作用機序はベンゾジアゼピン系と同じである。薬理学的な理論から依存が生じづらい可能性がうたわれがちだが，実際には十分に強い依存が生じるため注意が必要である。高齢者では 5 mg から開始する。1 日量 5～10 mg。

● 1 mg がニトラゼパム 0.5 mg に相当すると考えられる。

◆トリアゾラム(ハルシオン®)

●半減期が約 3 時間の短時間作用型である。1 日量 0.125～0.5 mg(高齢者は 0.25 mg まで)。

● 0.25 mg がニトラゼパム 5 mg に相当すると考えられる。

◆ニトラゼパム(ネルボン®，ベンザリン®)

●半減期が約 27 時間の長時間作用型である。

● 2 mg 錠と 5 mg 錠を組み合わせることにより細かな用量の調節が可能である。抗てんかん薬でもあり，処方日数制限が 90 日である。1 日量 2～10 mg。

● 1 mg がジアゼパム 1 mg に相当すると考えられる。

◆フルニトラゼパム(サイレース®)

●半減期が約 21 時間の中時間作用型である。ニトラゼパムの約 5 倍の薬理活性をもつ。
●静注製剤が存在し急速な鎮静で用いられることもあるが，筋弛緩作用があり呼吸抑制に注意を要する。
●米国への持ち込みが禁止されている。
● 1 mg がニトラゼパム 5 mg に相当すると考えられる。

処方例)
(経口薬)
□ 1〜2 mg(高齢者には 1 mg まで)。
(注射)
□フルニトラゼパム(サイレース®)2 mg 1A を生理食塩水で希釈し 10 mL として緩徐に静脈注射，または，フルニトラゼパム 2 mg 1A＋生理食塩水 100 mL を点滴静注。

◆フルラゼパム(ダルメート®，ベノジール®)

●半減期は約 24 時間，その活性代謝物デスアルキルフルラゼパムの半減期は約 72 時間の長時間作用型である。
●持ち越し効果に伴い，筋弛緩作用による転倒やふらつきに注意を要する。1 日量 10〜30 mg。
● 15 mg がニトラゼパム 5 mg に相当すると考えられる。

◆ブロチゾラム(レンドルミン®)

●半減期は約 7 時間の短時間作用型である。1 剤型しか存在せず用量を調節できないのが難点である。1 日量 0.25 mg。
● 0.25 mg がニトラゼパム 5 mg に相当すると考えられる。

◆リルマザホン(リスミー®)

●半減期は約 10 時間の短時間作用型である。
●筋弛緩作用が比較的弱く，持ち越し効果も少ない点では，高齢者に比較的使用しやすい。1 日量 1〜2 mg。
● 1 mg がニトラゼパム 2.5 mg に相当すると考えられる。

◆ロルメタゼパム(エバミール®，ロラメット®)

●半減期は約10時間の短時間作用型である。CYPによる代謝を受けずに直接，グルクロン酸抱合で代謝される点で，他の薬物との相互作用が少ないと期待される。抗不安作用，筋弛緩作用，抗けいれん作用がある。1日量1〜2 mg。

●1 mgがニトラゼパム5 mgに相当すると考えられる。

◎ベンゾジアゼピンやその類似物以外の薬

●依存性はほぼなく，処方日数制限もなく，比較的使いやすい薬物である。

◆ラメルテオン(ロゼレム®)

●半減期は約1時間。

●概日リズムをつかさどるメラトニンの受容体に対する作動薬である。その直接的な催眠作用は強くはなく，概日リズムへの作用が主な効果である。

●依存や耐性が生じない。CYP1A2で代謝され，その阻害薬であるフルボキサミン服用中や重度の肝障害での使用は禁忌である。

●指定された用法とは異なるが，生理的には夕方に高まり始めるメラトニンの動態を模して，夕食後にメラトニンの数倍の活性をもつ本剤を1/4〜1/8錠ほど服用して，概日リズムの改善を試みるのも1つの手である。1日量8 mg。

◆スボレキサント(ベルソムラ®)

23

●半減期は約10時間の中時間作用型である。

●覚醒を維持するオレキシン受容体の拮抗薬である。依存や耐性が生じない。1日量10〜20 mg(高齢者は15 mgまで，フルボキサミンなどのCYP3Aを阻害する薬物を併用する際は10 mgまで)。

◆レンボレキサント(デエビゴ®)

●オレキシン受容体拮抗薬である。依存や耐性が生じない。1日量2.5〜10 mg。

●スボレキサントよりも早く効果が得られる傾向にある。スボレキサントよりも半減期は長いが効果の持続時間は短い傾向にある。

◆プロメタジン(ヒベルナ®，ピレチア®)

●抗ヒスタミン薬であり，軽い睡眠薬の代わりに用いられることがある。適応はパーキンソン症候群であり，抗パーキンソン病薬を兼ねて睡眠作用を狙って処方されることがある。

●フェノバルビタール/クロルプロマジン/プロメタジンの合剤(ベゲタミン®)が販売中止され，それぞれが個別に継続して用いられることもある。

●慣れが生じやすく，肥満傾向にも注意が必要である。

● 5 mg 錠も存在し，わずかずつ漸減することも可能である。1 日量 5〜200 mg。

◆トラゾドン(デジレル®，レスリン®)

●半減期は 6〜7 時間である。

●抗うつ薬だが，うつ病や不安症の治療薬としてよりも，睡眠薬の代わりとして使用されていることのほうが多い。深睡眠を増やす傾向にある。1 日量 25〜200 mg。

◆フェノバルビタール(フェノバール®)

●半減期は約 120 時間である。

●抗てんかん薬である。睡眠薬として新たに処方されることはそうはないだろう。ただ，以前に使用されていたフェノバルビタール/クロルプロマジン/プロメタジンの合剤(ベゲタミン®)が販売中止され，それぞれが個別に継続されているのをみることはある。漫然と継続すべきではなく，漸減・中止が望ましい。

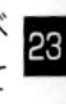

●さまざまな CYP を誘導し，他の薬物の血中濃度を下げうることには注意が必要である。1 日量 30〜200 mg。

■注意欠如多動症治療薬

◎概要

●注意欠如多動症（ADHD）を対象とした薬物である。以下の中枢神経刺激薬（central nervous system stimulant）や非中枢神経刺激薬から1剤を選んで使用するのが通常だが，併用も可能である。

●精神科や心療内科を専門にしない医師であればアトモキセチン（ストラテラ®）の使用が無難だが，安易な診断で治療を始めるべきではなく，特に治療開始は専門家によるのが望ましい。

◎中枢神経刺激薬

◆メチルフェニデート徐放錠（コンサータ®）

●前頭前野ではノルアドレナリンとドパミンの再取り込みを，側坐核や線条体ではドパミンの再取り込みを抑制する。

●副作用として，嘔気や食欲不振，体重減少，不眠，頭痛などが生じうる。

●登録された医療機関で登録された医師による処方，登録された薬局での調剤が必要であり，患者個別の登録も必要である。

処方例）

□1日量18 mg分1朝で開始し，必要に応じて9～18 mgずつ漸増する。

（18歳未満）

□1日量18～45 mg分1朝で維持し，最大1日量54 mgを超えないようにする。

（18歳以上）

□1日量18～72 mg分1で維持する。

◆リスデキサンフェタミン（ビバンセ®）

●6歳以上，18歳未満が対象となる。その期間に使用を開始していれば，18歳以上になってからの継続使用は可能である。

●作用機序や副作用は，メチルフェニデート徐放錠とほぼ共通している。
●その処方・調剤等にあたっては，メチルフェニデート徐放錠と同様の登録が必要である。

> **処方例）**
> □1日量30 mg 分1朝朝で開始し，効果と忍容性をみて，1週間後以降に50 mg 分1朝，その1週間後以降に70 mg 分1朝に増量可能であり，1日量30〜70 mg 分1朝で維持する。

◎非中枢神経刺激薬

◆アトモキセチン(ストラテラ®)

●ノルアドレナリンの再取り込みを抑制する薬物だが，前頭前野ではノルアドレナリントランスポーターがドパミンの再取り込みに関わっており，前頭前野のドパミンを高めることが可能となる。
●副作用として嘔気，食欲減退，傾眠などが生じうる。

> **処方例）**
> **(18歳未満)**
> □1日量0.5 mg/kgで開始し，0.8 mg/kg，さらに1.2 mg/kgに増量し，1日量1.2〜1.8 mg/kg 分1〜2で維持する。
> **(18歳以上)**
> □1日量40 mgで開始し，80 mgに増量し，1日量80〜120 mgで維持する(分1での使用が認められているが，忍容性を確認するまで分2で試みるのも手である)。

◆グアンファシン(インチュニブ®)

●前頭前皮質で α_{2A} 受容体に作用する。
●副作用として血圧低下，倦怠感，不眠などが生じうる。

処方例）
（体重 50 kg 未満）
□1日量1 mg。
（体重 50 kg 以上）
□1日量2 mg で開始し，1週間以上あけて1 mg ずつ漸増。
維持量は以下のとおり。
- <25 kg：1日量1～2 mg
- 25～33 kg：1日量2～3 mg
- 34～37 kg：1日量2～4 mg
- 38～41 kg：1日量3～4 mg
- 42～49 kg：1日量3～5 mg
- 50～62 kg：1日量4～6 mg
- 63～74 kg：1日量5～6 mg
- 74 kg<：1日量6 mg

■抗認知症薬

◎概要

●アルツハイマー型認知症やレビー小体型認知症が抗認知症薬の対象である。

●病状自体が進行を続ける中で抗認知症薬（anti-dementia drug）によるいくらかの認知機能の改善を得たところで，明確な効果を実感しづらいことは多い。その時点では効果が捉えがたいとしても，その後の経過の中で患者本人のADL や QOL の改善，家族の介護負担の軽減をもたらすと期待される。**目の前の効果の有無に左右されず，適切な診断に基づき薬物治療の妥当性の有無を検討する**ことが重要であろう。

●中核症状（すなわち認知機能障害）が主な対象だが，周辺症状も，その内容によっては認知機能の改善に伴って改善することも期待できる。

●アセチルコリンエステラーゼ阻害薬と NMDA 型グルタミン酸受容体拮抗薬の2種がある。アセチルコリンエステラーゼ阻害薬は複数を用いず，1剤を選んで用いる。

NMDA 型グルタミン酸受容体拮抗薬は，アセチルコリンエステラーゼ阻害薬と併用して用いられることもあれば，単剤で用いられることもある。

●精神科や心療内科を専門にしない医師でも，抗認知症薬の使用はそう難しくない。認知症患者は非常に多く，日常臨床の中での治療に取り組んでいただきたい。

◎アセチルコリンエステラーゼ阻害薬

●主にアセチルコリンエステラーゼを阻害することでアセチルコリンの分解を抑制し，脳内のアセチルコリン濃度を高めて認知機能の改善を期待する薬物である。

●嘔気などの消化器症状，徐脈，QT 延長傾向，振戦などが生じる可能性がある。

◆ドネペジル(アリセプト®)

処方例)

□1 日量 3 mg を分 1 から開始し，1〜2 週後から 1 日量 5 mg を分 1 で継続する。その 4 週間後以降，認知症が重度であれば増量して 1 日量 10 mg を分 1 で使用できる。

◆ドネペジル経皮吸収型製剤(アリドネ® パッチ)

処方例)

□1 日量 27.5 mg で開始し，忍容性が確認できていれば，その 4 週間後から 27.5〜55 mg で継続する。

25

◆ガランタミン(レミニール®)

●アセチルコリンエステラーゼ阻害作用に加えて，ニコチン性アセチルコリン受容体に結合してアセチルコリンの効果を増強させることで認知機能の改善が期待できる。

●半減期が短く，日に 2 回の服用を要する。

処方例）
□1日量8 mgを分2から開始し，4週間後に増量して1日量16 mgを分2で使用し，さらに4週間後に増量して1日量24 mgを分2で使用でき，1日量16〜24 mgを分2で継続する。
□肝障害を有する患者では1日量4 mgを分1で開始し，1週間後以降に増量して1日量8 mgを分2で使用し，1日量8〜16 mgを継続する。

◆リバスチグミン（イクセロン®パッチ，リバスタッチ®パッチ）

●アセチルコリンエステラーゼ阻害作用に加えて，ブチリルコリンエステラーゼ阻害作用も有している。

●その成分自体による強い消化器系の副作用や半減期の短さによる難点が，パッチ剤にすることで軽減されている。経口薬による治療に問題のある患者にも使用しやすい。部位を変えながら体幹（腹，胸，背）に，一日一回，貼りかえて使用する。テープを貼っていない間，テープを貼りうる部位に保湿剤（ヒルドイド®など）を塗り皮膚の状態を保つ。貼った範囲を超える皮膚症状や丘疹・水疱が生じたらアレルギー性皮膚炎を疑い，中止を検討しステロイド軟こう（リンデロン®Vなど）の塗布を検討する。

●食欲に関わるグレリンを代謝するブチリルコリンエステラーゼの阻害作用が，食欲が低下した高齢者に対して食欲増進作用をもたらす可能性がある。

25 処方例）
□1日量4.5 mgで開始して1ヶ月ごとに4.5 mgずつ1日量18 mgまで増量し（または，1日量9 mgで開始して1ヶ月後に1日量18 mgに増量し），その量を継続する。背部，上腕部，胸部に，場所を変えつつ24時間ごとに貼り替える。

◎NMDA 型グルタミン酸受容体拮抗薬

◆メマンチン(メマリー®)

●中等度以上の認知症への適応を有する。グルタミン酸の過剰な流入による神経細胞毒性や記憶の障害を抑制する。興奮や不安，不眠に対する鎮静作用を期待して使用されることがある。

●鎮静作用がみられない，または日中に軽度の鎮静作用を求めるのであれば朝の服用，鎮静作用が問題になるのであれば夕方～眠前の服用が有用であろう。

●眠気やめまい，便秘，頭痛が生じることもある。

●肝臓での代謝を受けず腎臓で排泄される。クレアチニンクリアランスが 30 mL/min 未満では 1 日量 10 mg を上限とする。

処方例)

□ 1 日量 5 mg を分 1 で開始し，1 週間以上の間隔をあけて 5 mg ずつ増量し，1 日量 20 mg を分 1 で継続する。

■抗パーキンソン病薬

◎概要

●精神科医療での抗パーキンソン病薬は，主に抗精神病薬の副作用として生じる錐体外路症状に対して用いられ，しばしば略して「抗パ薬」と呼ばれる。**抗精神病薬で錐体外路症状(EPS)が生じた際に**「抗パ薬を追加すればいいや」で済まさず，**まずは抗精神病薬の量(や内容)の見直しが必要である。**

●それでも錐体外路症状が生じてしまうことは少なくなく，抗パーキンソン病薬が用いられる。

●各薬物について，上限は添付文書上で指定されている量を，下限は錠剤で可能な最小量を記載した。

26

◎抗コリン薬

●黒質−線条体でアセチルコリン神経系が優位になると EPS

が生じ，ドパミンはこれを抑制する。また，抗精神病薬によるドパミン受容体の遮断でEPSが生じ，抗コリン薬でアセチルコリン受容体を遮断すればEPSは減る。

●抗コリン薬は錐体外路症状のうちパーキンソン症候群，ジストニア，アカシジア(つまり，ジスキネジア以外)が対象となる。

◆ビペリデン(アキネトン®，タスモリン®)

●精神科医療でよく用いられる。半減期は約18時間。

●急性ジストニアやアカシジアなどに対しては注射が用いられることもある。

処方例)

(経口薬)

□1日量2mgを分2で開始し，1日量3～6mgを分2～3で継続する。

(注射)

□5～10mgを筋注または緩徐静注。

◆トリヘキシフェニジル(アーテン®)

●精神科医療でよく用いられる。半減期はビペリデンよりもいくらか短いと考えられる。

処方例)

□1日量2～10mgを分3～4。

◆プロメタジン(ヒベルナ®，ピレチア®)

●抗ヒスタミン作用による鎮静作用を有し，抗パーキンソン病薬を兼ねて睡眠作用を狙った処方がされる場合がある。フェノバルビタール/クロルプロマジン/プロメタジンの合剤(ベゲタミン®)が販売中止されて，それぞれが個別に継続されていることもある。

●肥満傾向に注意が必要である。

● 5 mg 錠も存在し，わずかずつ漸減することも可能である。また，筋注用の注射剤（ヒベルナ®）も存在し，急性ジストニアやアカシジアに対して，または抗精神病薬の注射の際に混注で用いられる。

> **処方例）**
> **（経口薬）**
> □1日量 5〜200 mg を分 1〜3。
> **（注射）**
> □ヒベルナ®25〜50 mg を筋注。

◎ドパミン作動薬

◆ブロモクリプチン（パーロデル®）

●統合失調症の高プロラクチン血症に用いられることがある。ドパミン作動薬だが，脳中移行性が悪く，低用量では精神症状の増悪はまれで，血液脳関門の外にある漏斗–下垂体系への作用でプロラクチンを下げることが期待できる。

> **処方例）**
> **（高プロラクチン血症）**
> □1日量 1.25〜2.5 mg 夕食後で開始し，必要性に応じて効果と忍容性をみながら漸増し1日量 1.25 mg 分1食後〜7.5 mg 分 2〜3 食後で継続する。
> **（パーキンソン症候群）**
> □1日量 1.25〜2.5 mg 分1朝食後で始め 1〜2 週間ごとに 2.5 mg ずつ増量して 22.5 mg までの範囲で，分 2〜3 食後で継続する。精神科医療ではこの用法をみかけることはまれである。

◆プラミペキソール（ビ・シフロール®）

●ドパミン作動薬であり，統合失調症への使用は避ける。

●精神科医療では抗パーキンソン病薬としてよりも，（適応外使用だが）抑うつ状態への補助療法として，または，レストレスレッグス症候群(むずむず脚症候群)の治療薬として使用されているのをみることがある。

処方例)
(中等度以上のレストレスレッグス症候群)
□1日量0.125 mg 分1を眠前2〜3時間で開始し，効果と忍容性をみながら漸増し，1日量0.25〜0.75 mg 分1を眠前2〜3時間で継続する。
〔抑うつ状態の補助療法(適応外)〕
□1日量0.125 mgを分1で開始し，効果と忍容性をみながら漸増し，1日量0.125〜0.5 mg 程度を試みる。
(パーキンソン病)
□1日量0.25 mgで開始し，2週間後に1日量0.5 mgに増量し，1週間ごとに漸増して1日量1.5 mgを分2〜1日量4.5 mgを分3で継続する(精神科医療でこの用法をみかけることはまれ)。

■ジスキネジアの治療薬

◆バルベナジン(ジスバル®)

●傾眠やパーキンソン症候群に注意して経過をみる。
●高額であり，あらかじめ自立支援医療などの制度の利用を確認しておく必要がある。

処方例)
□1日量40 mg 分1で開始し，効果と忍容性をみて同量を継続，または1週間以上経ってから80 mgに増量する。

27

■アルコール依存症の治療薬

◎飲酒欲求を低減させる薬物

◆ナルメフェン(セリンクロ®)

●依存に関わる報酬系においてアルコール依存症の患者では，飲酒に伴い内因性オピオイドのβエンドルフィンが

μ(ミュー)オピオイド受容体に作用して快感情をもたらして飲酒欲求を強め，長期的な飲酒で内因性オピオイドのダイノルフィン/κ(カッパ)オピオイド受容体系の亢進により持続的な不快感情が生じ，それを紛らわせるための飲酒行動に駆り立てられ依存が形成されていると考えられている。ナルメフェンはμ受容体とκ受容体でのオピオイドの拮抗作用による飲酒欲求の低減が期待される。

●アルコール依存症にかかる適切な研修を終えた医師による，アルコール依存症にかかる研修を終えた看護師/精神保健福祉士/公認心理師などの協力のもとでの，診療計画の作成，その内容の本人・家族への説明が必要とされる。心理社会的治療が，初回投与時は30分以上かけて，その後も継続的に行われる必要があり，その都度，そのカルテ記載が求められる。必要に応じて身体を専門とする科と連携できる医療体制が求められる。

●投与初期に悪心・嘔吐，めまいが生じやすい。

処方例)

□1日1回，飲酒1～2時間前の10 mgで開始し，状態をみて1日量10～20 mgを継続する。

◆アカンプロサート(レグテクト®)

●慢性的な飲酒によりアップレギュレーションを起こしたグルタミン酸神経系とダウンレギュレーションを起こしたGABA神経系が，断酒に伴い離脱症状を引き起こし飲酒欲求を招く。アカンプロサートはグルタミン酸神経系を抑制し，GABA神経系を促進することにより断酒時の離脱症状を抑え，飲酒欲求を低減すると期待される。

処方例)

□1日量2,000 mgを分3で24週間(約半年)継続し，その後に漸減・中止する。

◎抗酒薬/嫌酒薬

●アルコールが肝臓で代謝されて生じるアセトアルデヒドは，頭痛や動悸，嘔気などの不快な酔いをもたらす。アセトアルデヒドは肝臓でアルデヒド脱水素酵素により酢酸に分解されるが，抗酒薬(または嫌酒薬)はアセトアルデヒド脱水素酵素を阻害することにより，飲酒時に不快な状態が生じるようになる。

●患者本人が断酒を決意したとき，その断酒をより確実なものにするために用いられる。家族などの立ち会いのもとで服用することで，より確実な服用が可能になると同時に，本人が隠れて飲酒するのではないかと疑い続ける家族の否定的な態度を軟化させ，関係を改善させうる。医療者や家族が非告知投与(いわゆる「隠し飲ませ」)すれば飲酒により身体的に危険な状態を招くため,すべきではない。当然,服用後に飲酒すれば動悸や嘔気，頭痛などが生じ，重篤な例では死亡例も報告されている。抗酒薬服用中の飲酒が危険であることは本人と家族に十分に説明しておく必要がある。

●下記のいずれかを処方する。

◆シアナミド(シアナマイド®)

●液剤。肝障害や重症皮疹などが生じうるため状態の観察や血液検査を繰り返す。フェニトインなどは，シアナミドの併用により肝臓での代謝が阻害され血中濃度を高まりうるため注意を要する。

> **処方例)**
> □1日量50〜200 mgを分1〜2。

27 ### ◆ジスルフィラム(ノックビン®)

●粉末。シアナミドに比べ効果発現は遅く，効果の持続時間が長い。記銘力障害や傾眠，肝障害が生じうるため，状態の観察や血液検査を繰り返す。テオフィリンやフェニトイン，ワルファリンなどは，ジスルフィラムの併用により肝臓での代謝が阻害され血中濃度が高まりうるため注意を要する。

処方例）
□1日量0.1～0.5 gを分1～3。

■電気けいれん療法

●電気けいれん療法（electro-convulsive therapy：ECT）の適応疾患と状態は下記のとおりである。

適応疾患	状態
主に ・気分症 ・統合失調症	・薬物治療では十分な効果が得られない状態 ・高い自殺リスクや精神運動興奮，カタトニア（昏迷など）で切迫した状態

●近年，身体的なリスクを減らすため，筋弛緩薬と静脈麻酔薬を用いた修正型電気けいれん療法（modified ECT：mECT）が主に行われている。また，木箱に入った旧式の器具「サイン波治療器」が長年使われてきたが，定電流短パルス矩形波治療器（サイマトロン®）が主に使用される。

●本人（と家族など）に説明し，同意書を得ておくこと。できるだけ本人の同意を得て行うべきだが，本人が同意できずにやむなく家族などの同意で行われることもある。起こりうる有害事象として以下が挙げられる。

□脱臼や骨折（筋弛緩薬によりそのリスクは下げられる）。
□筋弛緩薬を用いても歯を食いしばるため，歯科的なリスクがありマウスピースが必要である。それでもすでに強度が落ちている歯があれば異常が生じうる。
□直後に血圧上昇や頭痛，頭重感，嘔気など（一時的なもので時間とともに軽快する）。

□直後にせん妄が一時的に生じることがあり，その際には転倒などの危険を避けるために一時的な身体的拘束が必要になる。
□記銘力の低下(生じても短ければすぐに，長くても１ヶ月で回復する)。
□死亡リスクもないとはいえず，「５万回に１回以下」と報告されていることは説明すべきであろう。

●週２～３回のペースで計６～12回の実施を計画する。
●前もって麻酔と通電に伴う危険性の有無を確認しておく。絶対禁忌はない。
・腫瘍や血腫などの脳内占拠性病変といった頭蓋内圧の亢進が危惧される状態，最近の脳梗塞や心筋梗塞，不安定な動脈瘤，不安定な骨折などは実施にあたり慎重な判断を要する。
・下肢の深部静脈血栓の存在は，けいれんにより血栓が飛び肺塞栓をもたらすリスクになるため，あらかじめＤダイマーを測定しておく。深部静脈血栓の存在が危惧されるときには，ECTの施行を見送るべきかもしれない。
●抗てんかん薬，ベンゾジアゼピン，フェノバルビタールはけいれん閾値を上げるため，前もって減量し，可能であれば中止しておく。炭酸リチウムは，けいれん閾値を下げると同時に，ECT後のせん妄を誘発するため，実施の１週間前までに漸減し中止しておく。
●実施の６時間前から絶飲食とする。実施時には点滴を留置しておく。直前にアルコール綿などで額と耳介後部(乳様突起)をよく拭き皮脂を拭う。
●定電流短パルス矩形波治療器(サイマトロン®)であれば，専用の電極を耳介後部(乳様突起)と額中央付近に，左右で計４枚，そして，心電図用の電極３枚を貼る。筋電図をモニターする際には，片下肢に筋弛緩薬を遮断するターニケットを巻き，その遠位の前脛骨筋に筋電図の電極を２枚貼る。通電用のパッドを額の左右に他の電極と接しないように貼る。閉眼状態でプリンタのスイッチを押して数秒間記録して心電図や脳波が適切に記録できるか確認する。蓋のない黄色のインピーダンステストスイッチを長押しして電気抵抗が 3,000 Ω 以下であることを確認する。

- ●プロポフォールやチオペンタールで麻酔し，スキサメトニウムやロクロニウムで筋弛緩を得ることが多い。意識消失と筋弛緩が得られたら通電する。
- ●通電の強度は患者によって異なる。定電流短パルス矩形波治療器では，患者の年齢の半分の数字を目安とする Half-Age 法（例：サイマトロン® で 40 歳なら 20%，80 歳なら 40%）を参考に始める。有効な発作波が得られなければ 1.5 倍ずつ強度を上げて適切な強度を探る。
- ●けいれん閾値は，薬物の併用状況によっても変わるほか，ECT を繰り返すと上がる傾向にあり，年齢に従い上がる傾向にある。
- ●発作が脳波上（または運動性に）180 秒を超えるようであればベンゾジアゼピンの静脈内投与などで発作を止める。
- ●通電後に有効な発作が得られたかを判断する。「有効な発作」とは下記の条件を満たすものである。

> □規則的で対称性の高振幅徐波が生じた。
> □発作が脳波上で 25 秒以上（65 歳以上では 20 秒以上）続いた。
> □発作波が急峻に停止した。
> □発作後に抑制（脳波の平坦化）が得られた。

- ●発作後の抑制の指標である PSI（postictal suppression index）も参考になる（85％以上が「有効」とされる）。

> **✍アセスメント**
> 実施強度○%，刺激時間○秒
>
> **（有効な発作が得られた場合）**
> 規則的で対称性の高振幅徐波が○秒間続き，急峻に停止し，平坦化は良好で，PSI：○%と良好な発作が得られた。

28

●循環と呼吸を確認して病室に帰室する。1 時間ほど床上安静を指示し，バイタルサインの確認を繰り返して状態を確認する。せん妄が生じた際には一時的に身体的な抑制を行う。

■心理検査

●その患者の特性や病状を把握し，診断や治療の参考にするために施行される。

◎知能検査

● IQ(知能指数)の評価を目的に行う。いずれも専用のセットを用いて実施し，1 時間以上を要する。

- □ WAIS(ウェクスラー成人知能検査)：16 歳以上を対象としている。2 時間半ほどを要する。
- □ WISC(ウェクスラー小児用知能検査)：5～16 歳を対象としている。1 時間半ほどを要する。
- □**田中ビネー式知能検査**：小児を対象としている。

◎認知症スクリーニング

●いずれも用紙 1 枚の検査であり，医療者による面接で評価する。比較的短時間で実施可能である。

- □ MMSE(ミニメンタルステート検査)：認知症のスクリーニングに用いる。
- □ HDS-R(改訂版長谷川式簡易知能評価スケール)：認知症のスクリーニングに用いる。
- □ MoCA-J(日本語版モントリオール認知検査)：軽度認知機能障害のスクリーニングに用いる。
- □ CDT(時計描画テスト)：中等度以上の認知症の評価に用いる。多くは「時計の文字盤を描いてください」「10 時 10 分になるよう針を描いてください」と順に指示し，その絵を評価するものである。

◎性格検査

●いずれも専用の用紙を用いた自記式の検査である。

- □ MMPI(ミネソタ多面人格目録)：550問と質問項目が非常に多く，長時間を要する。
- □ **Y-G性格検査**(矢田部-ギルフォード性格検査)
- □ **TEG**(東大式エゴグラム)：交流分析理論に基づいた53問からなり，「批判的な親(CP)」「養育的な親(NP)」「大人(A)」「自由な子ども(FC)」「順応した子ども(AC)」の5つの自我状態からパーソナリティを推論する。

◎発達障害スクリーニング

- □ AQ(自閉症スペクトラム指数)：自閉スペクトラム症のスクリーニングに用いる。
- □ PARS(広汎性発達障害日本自閉症協会評定尺度)：広汎性発達障害(≒自閉スペクトラム症)のスクリーニングに用いる。
- □ ASRS(成人期のADHDの自己記入式症状チェックリスト)：成人の注意欠如多動症(ADHD)のスクリーニングに用いる。

◎気分症の把握

●いずれも定められた質問を用いた，面接に基づく評価尺度である。

- □ **MADRS**(マドラス)(モントゴメリー・アスベルグうつ病評価尺度)：抑うつに用いる。
- □ HDRSまたは**HAM-D**(ハムディー)(ハミルトンうつ病評価尺度)：抑うつに用いる。いくつかのバージョンがあるが，17項目が主となる。

- □ YMRS(ヤング躁病評価尺度日本語版)：躁に用いる。

◎抑うつ状態の把握

●いずれも自記式の検査である。

- □ QIDS(簡易抑うつ症状尺度)：インターネットで用紙が入手可能。
- □ BDI(ベック抑うつ質問票)
- □ SDS(ツング自己評価式抑うつ性尺度)
- □ EPDS(エジンバラ産後うつ病自己評価票)：出産前後の抑うつのスクリーニングに用いる。9点以上で抑うつを疑う。

◎その他の身体/精神状態の把握

- □ **CMI 健康調査票**：本人が自覚する精神症状や身体症状の把握に用いる。専用の用紙を用いる。
- □ STAI(状態–特性不安尺度)：不安の強さを評価する。普段からの傾向であり変化のとぼしい「不安特性」と，状態によって変化する「状態不安」を評価する。
- □ BPRS(簡易精神症状評価尺度)：主に統合失調症の病状を，医療者が比較的簡便に評価するもの。
- □ PANSS(陽性・陰性症状評価尺度)：主に統合失調症の病状を医療者が評価するもの。評価に時間を要する。

◎投影法

- □**ロールシャッハテスト**：左右対称のインクの染みが載った図版を10枚みせて，何にみえるかを問う心理検査。実施や評価には相当の修練と長い時間を要し，多くは心理師によって行われている。「ロール」「ロテ」「RT」などさまざまな通称で呼ばれる。

□文章完成法(SCT)：多数の短い言葉が書かれている用紙を渡し，それに続けて言葉を記載し文章を完成させる検査。成育歴，家族関係，パーソナリティ，ライフイベントなどについての捉え方が広範囲に把握可能。難しい判読をせずとも読み取れることは多く，専門的な知識がなくても実施する意義は大きい。

□バウムテスト：一般的には A4 の紙 1 枚を縦向きに一枚渡し，鉛筆・消しゴムを渡して「(実のなる)樹を一本描いてください」と指示する。判読には経験を要し，多くは心理師によって行われている。

□風景構成法：4 つの辺を枠取りした A4 の紙とサインペンを渡し「今から私が言うものを，一つひとつ枠の中に描きこんで，全体がひとつの風景になるようにしてください」と教示し，順に川，山，田，道，家，木，人，花，動物，石を描かせ，最後に「足りないと思うもの，描き足したいものがあったら自由に描き足してください」と指示する。描き終えた後にクレヨンで彩色するよう指示する。判読には経験を要し，多くは心理師によって行われている。

□ P-F スタデイ：ストレスのある場面が描かれた絵に台詞を書かせるもの。欲求不満場面での反応の方向と型を分類する。判読にはある程度の経験と時間を要する。

■参考文献

1. McCusker J1, Cole M, Dendukuri N, Han L, Belzile E. The course of delirium in older medical inpatients: a prospective study. *J Gen Intern Med*. 2003;18(9):696-704. PMID：12950477
2. McKeith IG, Boeve BF, Dickson DW, Halliday G, Taylor J, Weintraub D, et al. Diagnosis and management of dementia with Lewy bodies: Fourth consensus report of the DLB Consortium. *Neurology*. 2017;89(1):88-100. PMID: 28592453
3. 稲垣 中，稲田 俊也．第 26 回　新規抗精神病薬の等価換算(その 7)：Asenapine．臨床精神薬理．2017;20(1):89-97.
4. 稲垣 中，稲田 俊也．第 25 回　持効性抗精神病薬の等価換算(その 4)：Aripiprazole 持続性水懸筋注用製剤．臨床精神薬理．2015;18(11):1475-1480.
5. Inada T, Inagaki A. Psychotropic dose equivalence in Japan. *Psychiatry and Clinical Neurosciences*. 2015;69(8): 440-447. PMID：25601291
6. 稲垣 中，稲田 俊也．第 24 回　抗不安薬・睡眠薬の等価換算(その 3)：Eszopiclone．臨床精神薬理．2012;15: 1403-1406.
7. 稲垣 中，稲田 俊也．第 28 回　新規抗精神病薬の等価換算(その 8)：Brexpiprazole．臨床精神薬理．2022;25(1): 91-98.

■索引■

■欧文索引■

和文索引

● あ行

● か行

● さ行

● た行

● ま行

● や行

● ら行

● わ行

精神診療プラチナマニュアル　第3版

定価：本体 2,200 円＋税

2018 年 3 月 29 日発行　第 1 版第 1 刷
2020 年 3 月 25 日発行　第 2 版第 1 刷
2024 年 3 月 28 日発行　第 3 版第 1 刷 ©

著　者　松崎（まつざき）　朝樹（あさき）

発 行 者　株式会社メディカル・サイエンス・インターナショナル
代表取締役　金子 浩平
東京都文京区本郷 1-28-36
郵便番号 113-0033　電話(03)5804-6050

印刷：双文社印刷/装丁・イラスト：ソルティフロッグ デザインスタジオ(サトウヒロシ)

ISBN 978-4-8157-3097-0　C3047